Werner Hofmann · Jochen Müsseler · Heike Adolphs (Hrsg.)

Computer und Schriftspracherwerb

Werner Hofmann · Jochen Müsseler
Heike Adolphs (Hrsg.)

Computer und Schriftspracherwerb

Programmentwicklungen, Anwendungen, Lernkonzepte

Westdeutscher Verlag

Die Deutsche Bibliothek – CIP-Einheitsaufnahme

Computer und Schriftspracherwerb: Programmentwicklungen, Anwendungen, Lernkonzepte / Werner Hofmann ... (Hrsg.). – Opladen: Westdt. Verl., 1993
ISBN 3-531-12516-8
NE: Hofmann, Werner [Hrsg.]

Der Westdeutsche Verlag ist ein Unternehmen der Verlagsgruppe Bertelsmann International.

Umschlaggestaltung: Christine Nüsser, Wiesbaden
Druck und buchbinderische Verarbeitung: Lengericher Handelsdruckerei, Lengerich
Gedruckt auf säurefreiem Papier
Printed in Germany

ISBN 3-531-12516-8

Inhaltsverzeichnis

Vorwort 7

Teil I
Computer und Schriftspracherwerb:
Erfahrungsberichte und empirische Befunde 9

Computer im Grundschulunterricht?
Erfahrungen aus einer Lernwerkstatt
Albrecht Bohnenkamp 11

Entwicklung und Ausstattung einer
computerunterstützten Schreibumgebung
für Grundschulkinder
Norbert Kühn 35

Schreibprozeß, Schreibentwicklung und Schreib-
werkzeug. Theoretische Aspekte des Computer-
gebrauchs im entfaltenden Schreibunterricht
Barbara Kochan 57

Texte für Auge und Ohr. Programme und
Untersuchungen zum Schriftspracherwerb
mit maschineller Sprachausgabe
Jochen Müsseler, Heike Adolphs, Werner Hofmann,
Wolfgang Prinz und Thomas Stoffer 93

Teil II
Einsatzmöglichkeiten des Computers für Gruppen mit spezifischen Behinderungen und Störungen des Schriftspracherwerbs 129

Computer als schriftsprachliches Medium in der pädagogisch-psychologischen Therapie
Siegfried Schubenz und Günter Koch 131

Die Bedeutung des Computers für körperbehinderte Kinder und Jugendliche. Erfahrungen aus einem Modellversuch an Schulen für Körperbehinderte
Franz Huber 147

Programme für den Lese- und Schreibunterricht körperbehinderter Schüler
Thomas Störmer 161

Der Computer als Werkzeug für den (Schrift-)Spracherwerb bei Kindern mit schweren lautsprachlichen Entwicklungsstörungen und Totalausfällen. Künftige Entwicklungswünsche aus behindertenpädagogischer Sicht
Klaus-B. Günther 169

Personenregister 187

Anschriften der Autoren 193

Vorwort

Mit der Weiterentwicklung leistungsfähiger Micro- und Personalcomputer hat in den letzten Jahrzehnten der Einsatz von Computern im Unterricht stark zugenommen. In den weiterführenden Schulen werden PC's hauptsächlich zur Berufsvorbereitung durch Erlernen anwendungsorientierter Programme genutzt, für die Primar- und Sekundarstufe vertreiben Schulbuch- und Softwareverlage Lernprogramme zu den verschiedensten Fächern.

In diesem Band werden sowohl pädagogische, psychologische und linguistische Konzepte zum computerunterstützten Schriftspracherwerb als auch konkrete Lernprogramme des deutschsprachigen Bereichs, die zum Teil von den Autoren selbst entwickelt und/oder wissenschaftlich betreut wurden, interdisziplinär erörtert. Inhaltlich stehen sowohl Fragestellungen im Vordergrund, die sich aus dem schriftsprachlichen Einsatz des Computers als allgemeines Werkzeug im Unterricht ergeben, als auch Fragestellungen, die die computerspezifischen Förderungsmöglichkeiten für den Schriftspracherwerb aufzeigen. Eine computerspezifische Förderung ist dann zu erwarten, wenn die für den Schriftspracherwerb erforderlichen Fertigkeiten und kognitiven Kodierungsprozesse besonders gut durch den Computer hervorgerufen bzw. vermittelt werden können. In dieser Hinsicht läßt sich gerade für den Schriftspracherwerb eine günstige Einschätzung treffen.

Das Buch ist in zwei Teile gegliedert: Im ersten Teil werden Erfahrungsberichte und empirische Befunde beim Einsatz von Computern in Lernsituationen erörtert. Hier geht es zunächst mit dem Beitrag von Albrecht BOHNENKAMP (Bremen) um die Akzeptanz des Computers für den Unterricht. Darauf folgen zwei Beiträge von Norbert KÜHN und Barbara KOCHAN (Berlin), in denen auf die Bedeutung des 'Schreibens' hingewiesen wird. Schließlich werden im vierten Beitrag drei konkrete Programme des Münchener TAO-Projekts vorgestellt und diskutiert, die als Lernangebote für den anfänglichen Schriftspracherwerb konzipiert sind.

Im zweiten Teil werden computerunterstützte Förderungsmöglichkeiten für Gruppen mit spezifischen (Lern-)Behinderungen beim Schriftspracherwerb erörtert. Siegfried SCHUBENZ und Günter KOCH (Berlin) berichten über ihre

Erfahrungen mit dem Computer als schriftsprachliches Medium in der pädagogisch-psychologischen Therapie, Klaus-B. GÜNTHER (Hamburg) verweist auf die Bedeutung des computerunterstützten Schriftspracherwerbs bei Hörgeschädigten, und Franz HUBER (München) befaßt sich mit schwerst- und mehrfachbehinderten Kindern. Schließlich stellt Thomas STÖRMER (München) zwei Programme für diese Adressatengruppe vor, die sich zwar in ihrer Bedienung, nicht aber in ihrer pädagogischen Konzeption von Programmen für Nicht-Behinderte unterscheiden.

Die Idee zu diesem Band ist nach einer Arbeitstagung entstanden, die am Zentrum für interdisziplinäre Forschung (ZiF) der Universität Bielefeld vom 24. bis zum 27. Februar 1992 stattfand. Unser besonderer Dank gilt unseren Mitinitiatoren dieser Tagung, Wolfgang PRINZ und Thomas STOFFER. Das Direktorium des ZiF's hat die Tagung nicht nur finanziell unterstützt, sondern auch durch die Betreuung von Herrn Dr. Gerhard SPRENGER und Frau Trixi VALENTIN erst ermöglicht. Weiter möchten wir den Autoren danken, die ihre mündlichen Vorträge überarbeitet und in eine erweiterte, schriftliche Form gebracht haben. Nicht zuletzt sei Frau Heide JOHN gedankt, die für die Fertigstellung der Druckvorlage gesorgt hat.

München, im Mai 1993 Die Herausgeber

Teil I

Computer und Schriftspracherwerb: Erfahrungsberichte und empirische Befunde

Computer im Grundschulunterricht ?
Erfahrungen aus einer Lernwerkstatt

Albrecht Bohnenkamp

Der folgende Beitrag ist eine Zusammenfassung der Arbeitsergebnisse aus dem Projekt "Computer in der Lernwerkstatt", in dem die praktischen Erfahrungen der Arbeit mit Kindern am Computer und die Auswertung der Literatur zu diesem Thema die Schwerpunkte bildeten (BRÜGELMANN & BOHNENKAMP 1989a). In der Zeit vom Herbst 1988 bis zum Sommer 1989 wurde dieses Projekt von den MitarbeiterInnen der Lernwerkstatt "Büffelstübchen" durchgeführt. Die Beobachtungen der Studie stammen aus zwei unterschiedlichen Arbeitsbereichen: zum einen aus der gezielten Förderung einzelner Kinder oder kleiner Gruppen von Kindern mit Lernschwierigkeiten in den Bereichen Lesen und Schreiben; zum anderen aus dem "Offenen Nachmittag", an dem die Lernwerkstatt für die Kinder aus der näheren Umgebung geöffnet war und das Material und die Medien, die in der Lernwerkstatt zur Verfügung stehen, von den Kindern frei genutzt werden konnten. Während des Einsatzes der Computer im Förderbereich entstanden elf Fallstudien, in denen der Umgang der Kinder mit diesem Medium dokumentiert wurde (BRÜGELMANN & BOHNENKAMP 1989b). Anhand von sechs Thesen und einem Fazit sind im folgenden Beitrag die vielfältigen und vielschichtigen Ergebnisse des Projektes gegliedert.

1. Den Computereffekt gibt es nicht

Zur Wirkung von Computern im Unterricht liegen aus den vergangenen 20 Jahren Hunderte von Studien vor. Sie sind in einer Reihe von Metaanalysen nach übergreifenden Gesichtspunkten ausgewertet worden. Für den Grundschulbereich sind nach unserer Durchsicht eine größere Zahl dieser Metastudien und Sekundäranalysen relevant (BANGERT-DROWNS et al. 1985a; DEKKERS & DONATI 1981a; JAMISON et al. 1974a; KONTOS 1985a; KULIK et al. 1983a; 1983b; 1985a; KULIK & KULIK 1987a; MANDL & HRON 1985a; PARRY et al. 1985-86a; ROBLYER 1985a; WILLETT et al. 1983a; WISE & OKEY 1983a). Wir haben deren Befunde miteinander verglichen und versucht, sie zusammenzufassen (BRÜGELMANN & BOHNENKAMP 1989a, S. 33-36). Das Ergebnis ist wenig befriedigend: Abgesehen von der wiederholt bestätigten Überlegenheit von Computerprogrammen bei leistungsschwächeren SchülerInnen gibt es keinen Gesichtspunkt, unter dem sich Unterricht mit bzw. ohne Computer generell unterscheidet. Zu demselben Schluß kommen auch die meisten Metaanalysen und andere Autoren, die eine Synthese ihrer Ergebnisse versuchen (BOSLER & KAPUNE, 1985a; FREY 1988a; LEHMANN & LAUTERBACH, 1985a).

Dieses Fazit kann nur diejenigen verwundern, die Unterricht als ein System starrer Komponenten betrachten, in dem der Austausch eines Elements sozusagen mechanisch die Wirkung in einer Richtung verändert. Wir haben es aber schon auf der Ebene der Programme mit erheblichen Unterschieden in der didaktischen Konzeption und der methodischen Ausgestaltung zu tun. Weiterhin unterscheiden sich die Formen ihres Einsatzes im Unterricht: der soziale Kontext und die Zusammensetzung der Schülergruppen, der pädagogische Stil der LehrerInnen usw. Ohne Kenntnis dieser Bedingungen läßt sich wenig über den Nutzen und die Wirkung von Computern sagen.

Das OFFICE OF TECHNOLOGY ASSESSMENT (1988a, S. 77) stellt selbst für sogenannte "Teacher-proof programs" in den USA eine breite Streuung der Effekte über verschiedene Klassenzimmer hinweg fest. Die kritische Rolle der LehrerInnen für den Erfolg von Computerprogrammen ist bereits früher in mehreren Untersuchungen bestätigt worden (MICHAELS 1985a; MICHAELS et al. 1985a; RUBIN & BRUCE 1986a).

Diese Befunde stützen unseren Untersuchungsansatz, Alltagsbedingungen nicht als "Störvariablen" zu betrachten, sondern als Bedingung des Einsatzes zu erfassen und in der Interpretation von Nutzungsmustern bzw. Wirkungen zu berücksichtigen, anstatt zu versuchen, ihren Einfluß in künstlich erzeugten Situationen auszuschalten. Diesem Ansatz folgen zwei weitere

Studien im Grundschulbereich, die parallel zu unserer Untersuchung durchgeführt wurden (LANGENBUCH & ROLFF 1989a; WIEDERHOLD & MITZLAFF 1989a).

Das Projekt "Computer in der Lernwerkstatt" war kein Laborexperiment, nicht einmal ein kontrollierter Feldversuch. Es war die Erprobung sehr unterschiedlicher Computer und Programme unter Alltagsbedingungen: mit PädagogInnen, die dem neuen Medium hoffnungsvoll bis skeptisch gegenüberstanden und -stehen, die fachlich, pädagogisch und technisch unterschiedlich kompetent sind; mit Kindern, die viel oder wenig Erfahrung, euphorisches Interesse oder ängstliche Distanz mitbrachten, die in der Schule sehr große oder gar keine Schwierigkeiten hatten; mit Zeitdruck, Raummangel, defekten Geräten, verlegten Disketten, konkurrierenden Angeboten - ein Härtetest also, wie er bei einem Einsatz von Computern in der Breite zu erwarten ist (vgl. auch Abschnitt 5). Didaktische Verträglichkeit mit der Pädagogik der Lernwerkstatt und der einzelnen LehrerInnen, Passung auf die (vermuteten) Bedürfnisse und Lernschwierigkeiten des einzelnen Kindes, (motivationale) Attraktivität, technische Handhabung und Organisierbarkeit - dies waren die Maßstäbe, an denen wir die Programme messen mußten, ehe die Frage der Lernwirkungen überhaupt gestellt werden konnte.

Ein zentrales Ergebnis unserer Untersuchung (in pädagogischer und schulpolitischer Hinsicht) ist: Bevor Computer in Kinderhände gelangen, müssen sie von LehrerInnen akzeptiert werden. Auf welche Weise und wie oft Computer(-programme) von PädagogInnen eingesetzt werden, hängt nach unseren Erfahrungen von ihrem Interesse an diesem Medium ab, z.B. den persönlichen Erwartungen an seinen Nutzen, und von der Kompetenz im Umgang mit Geräten und Programmen (vgl. MARTIN & HELLER 1987a). Daraus folgt ein Kreiseffekt: Die Kompetenz wächst mit der Erfahrung, also mit der Häufigkeit des Einsatzes. Aber wer wenig Interesse hat, arbeitet sich nicht so ein, verfügt deshalb über weniger Kompetenz, kann deshalb nicht so gut mit Geräten und Programmen umgehen, setzt sie daher nicht so oft bzw. so erfolgreich ein, verliert dadurch weiter an Interesse usw...

Nach einer Umfrage von DICKEY & KHERLOPIAN (1987a) werden in den USA nur 43% der in Schulen vorhandenen Geräte genutzt. Diese Zahl veranschaulicht, daß es überhaupt nichts nützt, neue Medien in die Schule zu bringen, ohne daß:

- brauchbare Programme zur Verfügung stehen,
- diese von den LehrerInnen auch positiv eingeschätzt werden,
- die LehrerInnen auch auf ihre technische und pädagogische Nutzung vorbereitet sind (Fortbildung/Beratung).

Hier zeigt sich ein positiv wie negativ zu deutender Nebeneffekt des fremden Mediums. Bei anderem Material neigen LehrerInnen dazu, auch Dinge an die Kinder zu geben, die sie sich selbst noch nicht angeeignet oder die sie auf ihre spezifische Wirkung noch nicht durchdacht haben. Daß sie publiziert und leicht verfügbar sind, ist oft der alleinige Grund für ihren Einsatz. Bei Computerprogrammen ist das gegenwärtig kaum möglich. Um sie den Kindern technisch zu erklären, muß man in der Regel selbst mit ihnen arbeiten, und dabei macht man sich beiläufig zumindest mit dem methodischen Ablauf vertraut. Je komfortabler die Bedienung der Geräte und Programme in Zukunft (zum Glück) zu werden verspricht, umso mehr wird diese Filterwirkung (leider) abnehmen.

Aber ist dieser Filter überhaupt nötig? Die Ablehnung des Einsatzes von Computern in der Grundschule speist sich aus der großen Sorge vor negativen Nebenwirkungen. Hier ist unsere Antwort einfach und klar: Schädliche Folgen des Umgangs mit Computern haben wir in der Lernwerkstatt im Laufe des Jahres unserer Untersuchung (und darüber hinaus) nicht festgestellt.

2. Keine soziale Isolierung

Statt der oft befürchteten sozialen Isolierung war eher ein Anstieg gemeinsamer Aktivitäten zu beobachten (BRÜGELMANN & BOHNENKAMP 1989a, S. 8-10): Beim Umgang mit Computerprogrammen im freien Angebot waren die Kinder etwa doppelt so häufig gemeinsam tätig als allein (etwa 70% zu 30%). Diese Quote lag sogar ein wenig höher als bei computerfreien Aktivitäten (ca. 60% zu 40%). Auch die Studien aus Hagen und Dortmund berichten von vorwiegend auftretender Partner- oder Kleingruppenarbeit an den Computern (WIEDERHOLD & MITZLAFF 1989b, S. 198-199). HERRMANN

(1989a, S. 26) bezieht sich u.a. auf die Untersuchung von HAWKINS et al. (1982a), wenn er zusammenfassend diese Einschätzung unterstützt: "Es finden - im Vergleich zum herkömmlichen Unterricht - häufiger Interaktionen zwischen den Kindern statt, diese sind (lern-)zielorientierter, die Kommunikation findet weniger mit der Lehrperson und eher mit den jeweiligen Gruppenmitgliedern statt, und ein großer Teil besteht aus wechselseitigen Bestärkungen."

Diesen quantitativen Eindruck bestätigen unsere Beobachtungen, daß die Kinder sich intensiv über technische Probleme oder inhaltliche Schwierigkeiten der Aufgabe und Spiele miteinander unterhalten haben. Wir teilen also nicht die Befürchtung, Computer hätten notwendigerweise eine "soziale Vereinsamung" zur Folge. Die Hoffnung, sie würden sogar im Gegenteil die Kommunikation der Kinder untereinander verstärken, beurteilen wir aber ebenfalls skeptisch. Erstens können die verstärkten Kontakte an der begrenzten Zahl der Geräte liegen - ein interessantes Argument für die Konzeption von "Computer-Ecken" im Gegensatz zu "Computer-Labors" für ganze Klassen. (Solche Sprachlabor-ähnlichen Computerklassen wurden bspw. im TOAM-Versuch (JÄGER 1988a, S. 151) eingerichtet.). Zweitens müßte genauer geklärt werden, welche Art von Gespräch und Miteinander durch verschiedene Programme in Gang gesetzt wird. Drittens haben wir beobachtet, daß die sonst üblichen Verkehrsformen auch am Computer durchschlagen, daß also das Medium an sich keine neue Qualität der sozialen Interaktion sichert. Insbesondere in der Förderarbeit mit festen Gruppen hat das Medium Konflikte zwischen Kindern nicht neutralisiert.

Zwar stellen Untersuchungen an größeren Stichproben meist eine Verstärkung der sozialen Kontakte fest, aber ebenso einhellig ist die Einschränkung, daß vergleichende Statistiken über die Häufigkeit von sozialen Kontakten und sprachlichen Äußerungen nicht ausreichen: Wir müssen intensiver untersuchen, was jeweils Gegenstand der Kommunikation ist und wie sie sich im einzelnen abspielt (vgl. HERRMANN 1989a, S. 27; WIEDERHOLD & MITZLAFF 1989b, S. 198-200; LANGENBUCH & ROLFF 1989a, S. 29-33, 101). Qualitative Analysen der Interaktionen am Computer scheinen in der Tat notwendig. So konnten wir in der Lernwerkstatt beispielsweise einige interessante Unterschiede zwischen mehr wettkampforientierten Formen der Zusammenarbeit bei Jungen und stärkerer Kooperation bei Mädchen beobachten (BRÜGELMANN & BOHNENKAMP 1989a, S. 4-7, 17). Welche Unterschiede aber gab es gerade bei der Arbeit von Mädchen und Jungen am Computer?

3. Computer sind keine Männersache

Bei der Nutzung der Computer im offenen Angebot haben wir deutliche Unterschiede zwischen Jungen und Mädchen festgestellt: Im Herbst 88 verbrachten die Jungen bei ihren Besuchen durchschnittlich gut 40 Minuten am Computer, die Mädchen nur knapp die Hälfte. Während der 14 Beobachtungsnachmittage beschäftigten sich die Mädchen dafür im Durchschnitt mehr als 40 Minuten lang mit computerfreien Aktivitäten, die Jungen dagegen weniger als 20 Minuten. Im Sommer 1989 kamen die Jungen im Durchschnitt auf gut 30 Minuten, die Mädchen wiederum auf knapp 20 Minuten Spiel- und Arbeitszeit am Computer. Demgegenüber stieg die Dauer der computerfreien Aktivitäten in beiden Gruppen auf über 40 Minuten bei den Jungen und auf über 70 Minuten bei den Mädchen an.

Diese Unterschiede sind deutlich. Wie genauere Beobachtungen zeigen, liegt der Grund aber nicht in einem geringeren Interesse der Mädchen oder gar in ihrer mangelnden Kompetenz im Umgang mit den Geräten und Programmen. Vielmehr haben die Jungen oft ihr höheres Selbstbewußtsein und ihre größere Durchsetzungskraft genutzt, um in der freien Situation häufiger und länger am Computer spielen und arbeiten zu können. Hatten Mädchen Zugang zu den Geräten, verbrachten einige von ihnen lange Zeit am Computer, z.B. mit dem Schreiben eines Textes oder mit einem Spiel (ebd. S. 6).

Auch die vier Mädchen, die wir in der Einzelförderung beobachtet haben, waren entweder computerbegeistert und entsprechend stark engagiert oder zumindest interessiert. Dabei spiegelte der Umgang mit dem Computer (wie bei den Jungen) die auch sonst beobachteten Verhaltensweisen. Die hier zu erkennende soziale Bedeutung der Situation schlägt sich auch darin nieder, daß in den Gruppen am Computer nur selten Jungen und Mädchen zusammen arbeiteten oder spielten. Im Herbst 1988 entfielen nur ca. 25% der Gruppenaktivitäten am Gerät auf gemischte Gruppen - aber auch bei den sonstigen Aktivitäten waren es nicht mehr als 33%, wie man es bei Grundschulkindern oft beobachtet. Im Sommer 1989 waren es zwar nur 10% am Computer gegenüber fast 50% bei den computerfreien Beschäftigungen, aber hier machten die "Büffelnachrichten" einen hohen Anteil aus, die ein Mitarbeiter mit den Kindern über eine Videokamera produzierte. In solchen thematisch orientierten Projekten kommt es eher zu gemischten Gruppen als auf der Partner- und Kleingruppenebene selbst initiierter Aktivitäten. Sowohl in der offenen Situation als auch in der Einzelförderung haben wir keine generell größeren Schwierigkeiten der Mädchen beim Umgang mit den Geräten oder einzelnen Programmen beobachtet. LANGENBUCH & ROLFF (1989a, S. 64-65) (ähnlich auch WIEDERHOLD & MITZLAFF 1989b, S. 151) ziehen aus ihren Computerversuchen in drei Grundschulklassen ein ähnliches Fazit: "Keine gravierenden Unterschiede konnten wir zwischen Mädchen und Jungen bezüglich des Zugangs zu Computern und Computerspielen im außerschulischen Bereich und des Herangehens an die Arbeit am Computer im Unterricht ausmachen. [...] Das Verhalten der Jungen gegenüber Mädchen, die sie beim Computerspielen beobachteten, weist jedoch darauf hin, daß Jungen gern ihr Können in den Vordergrund rücken, den Mädchen kaum Gelegenheit geben, sich 'einzuspielen', sondern erste Versuche, die mißlingen, mit entsprechenden Bemerkungen kommentieren."

Bei den Beobachtungen im offenen Angebot fiel uns zudem auf, daß die Mädchen andere Programme bevorzugten, daß sie außerdem mit ihnen und auch miteinander anders umgingen (BRÜGELMANN & BOHNENKAMP 1989a, S. 5). Dies bestätigen Befunde aus anderen Untersuchungen (TURKLE 1984), die zeigen, daß im Umgang mit dem Computer Einstellungen und Verhaltensweisen wirksam werden, die auch in anderen Lebensbereichen soziale oder individuelle Bedeutung haben. Wir konnten dies besonders deutlich in den Beziehungen zwischen den Mädchen, aber auch im Verhalten einzelner Jungen beobachten. Auch in der Zusammenfassung des LABORATORY OF COMPARATIVE HUMAN COGNITION (1989a, S. 73-86) wird berichtet, daß Mädchen sich ebenso stark am Computer engagierten wie die Jungen - wenn die Programme hilfreich waren, um Probleme zu lösen, die sie interessierten (z.B. über Textverarbeitung beim Schreiben), oder wenn sie Kooperation statt Wettbwerb ermöglichten.

Das Problem scheint demnach nicht zu sein, daß Mädchen inhaltlich oder methodisch andere Programme bzw. Computer-Kurse brauchen, sondern daß der soziale Kontext, also die Organisation des Zugangs und die informellen Normen, mitbedacht werden müssen, wenn Computer im Unterricht Eingang finden sollen. Das gilt nach unseren Erfahrungen insbesondere beim Einsatz in offenen Klassenzimmern mit "Ecken", die zu alternativen Aktivitäten einladen und ohne besondere Regeln durchsetzungsfähige Kinder begünstigen (vgl. FREY 1988a, S. 20; HANSEN 1988a, 1989a).

4. Computer verdrängen andere Aktivitäten nicht

Für einzelne Kinder im offenen Raum und auch in den Fördergruppen schwankten die Zeitanteile der Beschäftigung mit vs. ohne Computer erheblich. Aber wie bei anderen Aktivitäten auch, entfielen im offenen Raum nur 10% der Tätigkeiten auf eine Dauerphase von mehr als einer Stunde. Über 50% der Aktivitäten am Computer lag zwischen 15 und 30 Minuten (sonstige Aktivitäten: 70%). Wir haben also keine Anzeichen für eine generell stärkere Durchhaltebereitschaft/Konzentration am Computer gefunden - aber auch keine Anhaltspunkte für eine stärkere Fixierung auf dieses Medium ("Abhängigkeit").

Einen gewissen "Neugiereffekt" kann man feststellen, wenn man innerhalb der sechs Wochen im Herbst 1988 die ersten fünf Tage mit den letzten fünf Tagen vergleicht: Während der Computeranteil der Aktivitäten in der Anfangsphase rund 55% betrug, sank er gegen Ende auf 42%. Acht Monate später lag er sogar unter 40%: In absoluten Zahlen war die Zeit, die das Durchschnittskind (bezogen jeweils auf 10 Tage) am Computer verbrachte, von rund einer Stunde auf etwa eine 3/4-Stunde gesunken. Der Vergleich mit den computerfreien Aktivitäten zeigt, daß dort pro Kind durchschnittlich zwischen 14% (Sommer 89) und 25% (Herbst 88) der Zeit auf Lese- und Schreibaktivitäten (einschließlich Drucken) entfielen, am Computer waren es dagegen 25% (Sommer 89) bis 30% (Herbst 88). Zusammen mit Lernspielen lagen die Anteile von (lese- und schreib-)didaktisch relevanten Aktivitäten bei 20% bis 40% ohne und 25% bis 45% mit Computer.

Weder haben die Computer also andere Aktivitäten verdrängt, noch wurden mit dem neuen Medium erkennbar andere Aktivitäten bevorzugt. Das gilt nicht nur für die (von uns betreute) Einzelförderung, sondern auch für den offenen Raum. Sicher spielt die begrenzte Zahl an zur Verfügung stehenden Geräten eine Rolle dabei, daß der Computer nicht dominieren konnte, vermutlich auch unsere Beschränkung der "zugelassenen" Programme. So tauchten manche Kinder nicht mehr auf, nachdem verboten wurde, eigene Spiele mitzubringen.

5. Die billigste Technik für die kleinsten Menschen

Um mögliche gesundheitliche Schäden feststellen zu können, fehlt uns das medizinische Know-how. Wir haben nur bei einem Jungen, der sich gelegentlich die Augen rieb, eine mögliche Störung festgestellt. Hinzu kommt, daß die Kinder in der Lernwerkstatt - anders als vielleicht zu Hause - in der Förderung maximal eine Stunde pro Woche und im freien Raum nur ausnahmsweise an einem Tag länger als eine Stunde am Gerät saßen. Im übrigen waren in der Lernwerkstatt auch schon ein LCD-Bildschirm (Flüssigkristall wie bei Digitaluhren) und ein Gas-Plasma-Bildschirm im Einsatz, die anders als Röhren-Bildschirme keine Strahlung abgeben und ein relativ flimmerfreies Bild erzeugen. Bis Computer in Grundschulen in der Breite eingesetzt werden, wird sich der technische Standard weiter verbessert haben. Schon heute ist der technische Standard bei den sogenannten strahlungsarmen Monitoren weitaus höher, als dies zum Zeitpunkt der Untersuchung der Fall war.

Allerdings fällt auf, daß Grundschulkinder nach wie vor mit dem schlechtesten technischen Standard abgespeist werden. Viele Lernprogramme sind immer noch für preiswerte Home-Computer (insbesondere Commodore C-64 und Amiga 500) entwickelt, während für Büros der Personal Computer (IBM-kompatibel) mit schnellem Prozessor, bedienungsfreundlichen Speichermedien und hochauflösenden Monitor inzwischen als Mindeststandard gilt. Ähnlich verhält es sich mit dem Aufwand für die Entwicklung von Programmen: Textverarbeitung, Statistik usw. werden mit hohem Finanzeinsatz erstellt; für pädagogische oder für speziell von Kindern nutzbare Software werden vergleichsweise geringe Mittel eingesetzt. Oft werden sie von Amateuren in ihrer Freizeit in liebevoller Kleinarbeit entwickelt.

Daß Home-Computer über äußerst geringe technische Möglichkeiten bzw. Ausstattung (z.B. keine Festplatte, kleiner Arbeitsspeicher) verfügen, stellte zum Zeitpunkt der Untersuchung ganz grundsätzlich eine Bewertung des Mediums Computers anhand der damals marktgängigen Programme in Frage. Es ist bezeichnend, daß alle drei Programme, die wir aus didaktischen Gründen bevorzugten und die die Kinder gerne benutzt haben, nur auf IBM-kompatiblen Computern laufen.

Nach einer Durchsicht von 26 deutschsprachigen Programmen für den Bereich Lesen/Rechtschreiben (HAMEYER & WALTER 1988a) kritisiert auch WALTER (1989a, S. 5-6, 11-12), daß kein einziges Programm eine akustische Spracheingabe und -ausgabe nutzt, um die Schrift-Laut-Beziehung einzuführen, zu festigen oder zu überprüfen. Diese Kritik ist gerade für den Anfangsunterricht zu erweitern: alphabetische Buchstabeneingaben (statt der gängigen QWERTZ-Tastatur) oder die Eingabe ganzer Wörter (z.B. über Felder mit den entsprechenden Abbildungen) werden allenfalls in Spezialprogrammen für Behinderte genutzt, obwohl sie z.B. in Großbritannien schon längst in der Breite für Home-Computer und Personal Computer eingesetzt werden.

Umständliches und langes Laden, wenig Flexibilität in Wortauswahl und Tempowahl, Schwierigkeiten, aus einem Programm auszusteigen, kleine und schlecht lesbare Schrift auf dem Bildschirm (in Programmen für Leseanfänger!), versehentliches Löschen eines Textes oder Abstürzen des ganzen Programms haben somit oft und nachhaltig die Arbeit behindert.

Wie die Dortmunder IFS-Studie (LANGENBUCH & ROLFF, 1989a) zeigt, traten solche Situationen nicht nur bei uns auf, so daß weitergehend nicht verwundert, wenn US-amerikanische Erhebungen sehr geringe Nutzungsquoten für die in den Schulen bereits zugänglichen Computer berichten. Die Entwicklung einer möglichst einfach zu bedienenden, im Alltagsbetrieb "robusten" und vor allem sinnvoll nutzbaren Software ist also eine wichtige Aufgabe.

Einige Beobachtungen haben uns aber nachdenklich gestimmt, was die Perspektive Erwachsener und speziell die fast zwanghafte Neigung von Pädagogen zur "Vereinfachung" (und Didaktisierung) betrifft. Es fiel z.B. bei einem so schwer durchschaubaren Textverarbeitungsprogramm wie WORDSTAR auf, daß sich die Kinder im Durchschnitt leichter hineinfanden als die Erwachsenen (MitarbeiterInnen, StudentInnen, LehrerInnen).

Wir müssen uns wohl daran gewöhnen, daß nicht alles, was Erwachsenen Schwierigkeiten macht, für Kinder gleiche Probleme aufwirft. Die Kinder probieren eher, sie fragen gezielt (und können sich die Hinweise oft besser merken), sie schauen sich untereinander viel ab, wo Erwachsene oft den Wald vor lauter Bäumen nicht sehen (vergleichbar der kognitiven Verwirrung von Schulanfängern vor Schrifttexten, die auf Erwachsene einen gegliederten und geordneten Eindruck machen). Es fiel uns weiter auf, daß Kinder mit großer Beharrlichkeit probierten und korrigierten, selbst gelöschte Zeilen neu eintippten, wo Erwachsene frustriert aufgaben (und wo die Kinder beim Schreiben mit der Hand eine Neuschrift längst verweigert hätten). Dies gilt beispielsweise auch für das oft mühsame Suchen nach den Buchstaben auf der Tastatur, das für einige Kinder ein großes Handicap war, sie aber trotzdem nicht davon abhielt, bis zu einer Dauer von eineinhalb Stunden zu schreiben.

Zwei Motive waren erkennbar: das System in den Griff bekommen, es durchschauen zu wollen; oder ein Produkt (einen Brief, eine "Zeitung") herzustellen. Wir vermuten, daß die Kinder nicht so beharrlich an den Problemen gearbeitet hätten, wenn sie dies in einer Unterrichtssituation hätten tun müssen. Diese Tendenz deutete sich bereits in unserem Vergleich von "offener Situation" und "Fördergruppe" an: Die erwähnten Beobachtungen stammen aus dem ersten Kontext, während die Kinder in der zweiten Situation eher "hilflos" waren und häufiger Hilfe einklagten.

Die Intensität, mit der viele Kinder trotz der häufigen technischen Schwierigkeiten am Computer gearbeitet haben, wirft die Frage nach der Motivationskraft des Mediums Computer auf.

6. Der Computer ist kein Motivationsautomat

Daß leistungsschwächere Kinder besonders vom Lernen am Computer profitieren, ist eines der wenigen Ergebnisse, in dem die meisten Evaluationsstudien übereinstimmen (s.a. "Den Computereffekt gibt es nicht"). Oft wird dem neuen Medium im Vergleich zum "normalen" Papier-und-Bleistift-Unterricht eine besondere "Motivationskraft" zugeschrieben (vgl. WIEDERHOLD & MITZLAFF 1989b, S. 153-154). Auf den ersten Blick stimmt das mit unseren Beobachtungen in der Lernwerkstatt überein. In der offenen Situation waren die Plätze am Computer meist besetzt, und auch in der Förderung sprachen alle Kinder (wenn auch unterschiedlich intensiv) auf das neue Angebot an. Zum Teil waren die Kinder sogar begeistert von dem neuen Medium. Diese Motivation hielt jedoch häufig nur kurz an und mußte durch neue Programme oder andere Medien wieder belebt werden. Etwas vereinfacht läßt sich sagen: Motivierend wirkte, was anders war. So kommt auch LAUTERBACH (1987a, S. 206ff.) auf der Basis von über 300 Untersuchungen in den USA zu dem Schluß, daß das Lernen am Computer insgesamt dem Normalunterricht vergleichbar sei: mit großer Streuung von hoher Motivation bis zur Lustlosigkeit bei den Kindern.

Alle elf Kinder unserer Förderung fanden den Computer attraktiv. Aber dieses Interesse war unterschiedlich intensiv, unterschiedlich anhaltend und vor allem unterschiedlich wirksam (vgl. BRÜGELMANN & BOHNENKAMP 1989b).

Der Neuheitseffekt und seine Bindung an die "Verpackung" wurde besonders deutlich bei Tobias (8 Jahre), der die Lernangebote in der Lernwerkstatt "Büffelstübchen" in der Art eines "Büffets" nutzte und nach anfänglicher Faszination durch die Computer zur Freinet-Druckerei, dem Ricto-Set (Stempeldruckerei) und herkömmlichen Spielen wechselte, die er aber mit der gleichen "Konsum"-Haltung nutzte und wieder verwarf. Bei seiner Arbeit stand deutlich die Faszination des Materials, nicht die Auseinandersetzung mit dem Lerngegenstand (Lesen und Schreiben) im Vordergrund.

Typisch für Kinder wie Tobias war, daß sie gerne "Packlett" (SCHUBENZ & KOCH, 1988a) spielten, ein Programm, das üblichen Videospielen ("Pacman") nahekommt und das ihnen keine neuen Lernschritte abverlangte.

Trotz positiver Motivation ebenfalls nicht dominant war die Arbeit am Computer im Fall von Stefan (11 Jahre). Weder erhöhte das Medium die Motivation, noch war es eine zentrale Hilfe beim Schreiben.

Auch Verena und Sabine (8 Jahre) spielten und und arbeiteten gelegentlich am Computer. Aber für sie war der Computer nicht interessanter als andere Medien, vor allem: er blieb "Medium". Ihr Interesse wurde in erster Linie durch den Inhalt oder durch soziale Beziehungen (auch Konflikte) bestimmt und anschließend auch mit dem Computer realisiert.

Für die zwei Jahre älteren Mädchen Christa und Nadja hatte der Computer eine andere Bedeutung. Sie werden als von Anfang an und durchgängig computerbegeistert geschildert und ließen sich am Computer auf Lese- und Schreibaktivitäten ein, zu denen sie im schulischen Rahmen keine Lust hatten.

Für Rasmus (10 Jahre) kann sogar gesagt werden, daß er sich erst durch das neue Medium auf das Schreiben eingelassen hat. Aber das hieß am Anfang zu akzeptieren, daß er Texte mit dem Computer "bloß" abschreiben wollte. Insgesamt haben wir zwei verschiedene Effekte beobachtet: Ein neues Medium (auch Druckerei oder elektronische Schreibmaschine) zieht die meisten Kinder an; anders gestaltete Programme (aber auch computerfreie Spiele, Aufgaben) wecken neues Interesse. Im Regelfall beschränkt sich diese Motivation auf die Oberfläche, darum nutzt sie sich auch schnell ab. Es ist also das "Anderssein", weniger ein medienspezifisches Merkmal, das die Kinder aktiviert. Eine tiefergehende Neuorientierung gegenüber dem Gegenstand Schrift oder der Lese-/Schreibhandlung haben wir nur in Ausnahmefällen erkennen können.

Das ist kein computerspezifisches Problem. In ihm drückt sich eine Sichtweise von Motivation aus, die für unsere Schule allgemein kennzeich nend ist: durch geschickte Verpackung die Kinder dazu zu bewegen, sich auf Aktivitäten einzulassen, die sie an sich nicht attraktiv finden. In dieser Hinsicht waren die uns verfügbaren Programme ähnlich erfolgreich (und erfolglos) wie andere Medien oder methodische Ideen auch. Sie haben die Kinder für unterschiedlich lange Phasen aktiviert, aber sie haben nicht ihre grundsätzliche Einstellung gegenüber dem Lesen und Schreiben oder gegenüber dem Erwerb dieser Leistungen verändert.

Zwei abweichende Beobachtungen verdienen dabei beachtet zu werden: Fast alle Kinder haben (sogar in ihrer freien Zeit) Übungsprogramme gewählt, die in ihrem Aufbau und ihrer Gestaltung Videoprogrammen ähnelten. Aus dem Verhalten der Kinder und aus ihren ausdrücklichen Kommentaren läßt sich schließen, daß neben einer attraktiven Spielform Ton- und Bildeffekte dabei eine große Rolle spielen. Typisch ist bei Rasmus (s.o.) die

Begründung seiner Vorliebe für ein bestimmtes Lernprogramm: "Weil das mit der Musik und so beinahe ein richtiges Computerspiel ist." Ein zweites Kennzeichen der gewählten Spiele war, daß die Kinder die geforderten Leistungen bereits beherrschten oder daß sie die geforderten Leseanforderungen umgehen und auf andere Strategien ausweichen konnten.

Parallel zu den Computeraktivitäten konnten wir die Kinder bei anderen Lernspielen beobachten (z.B. "Buchstaben und Wörter hamstern" oder "Kletter-Max" aus der *Regenbogen-Lesekiste* (BALHORN et al. 1987). Da dort im allgemeinen eine vergleichbare Lust am "Üben im Spiel" zu beobachten war, vermuten wir, daß es wieder weniger das spezifische Medium als vielmehr die neuartige Verkleidung und die Spiellogik (mit relativ hoher Gewinnmöglichkeit) ist, die die Kinder reizt. Die von HECKHAUSEN (1974) hervorgehobene "mittlere Schwierigkeit" (spürbare Anforderung mit guter Möglichkeit ihrer Bewältigung) bietet eine ergänzende Erklärung, die rein medienspezifische Deutungsversuche relativiert.

Unsere zweite Beobachtung: Produktorientierte Programme haben fast alle Kinder zu intensiveren Schreibversuchen angeregt. Unsere Beobachtungen zu den Textverarbeitungssystemen, zu "STORY CORNER" (SCHNECK, 1987/88a) und "KREUZWORTRÄTSEL" (HEUER & HOFFMANN, 1988) stimmen mit Berichten aus vielen anderen Untersuchungen überein (dazu auch: BRÜGELMANN & BOHNENKAMP 1989a; WIEDERHOLD & MITZLAFF 1989b), aber wir sind uns noch nicht sicher, wie nachhaltig das neue Schreibwerkzeug die Schreibhaltung prägt bzw. welche Möglichkeiten den Kindern in verschiedenen Phasen des Schriftspracherwerbs wirklich helfen.

Zusammenfassend läßt sich zu diesen Beobachtungen sagen: Je nach Entwicklungsstand, aber auch nach persönlicher Einstellung (z.B. Angst vor Fehlern) erweisen sich technische Hilfsmöglichkeiten als produktiv oder störend. Gerade dieser Aspekt verdient eine genauere Untersuchung, denn eine Stunde Computer pro Woche (als ein Medium unter anderen, wie in unserer Studie) - das ist eine Sondersituation, die einerseits besonderen Reiz verspricht, andererseits nicht genügend Dichte des Angebots bietet, um überprüfen zu können, was Computer als Schreibwerkzeug in Gang setzen können. Erfahrungen mit dem Schreiben ohne Computer lassen vermuten, daß medienunabhängig zwei Voraussetzungen zu bedenken (bzw. zu schaffen) sind: inhaltliche Anlässe als Gegenstand des Schreibens und soziale Beziehungen, innerhalb deren Mitteilungen lohnen (vgl. BAMBACH, 1989).

Dieser Vorbehalt findet zusätzliche Stützung in der Beobachtung, wie wichtig der (z.T. mehrfache) Ausdruck des fertigen Textes für die Kinder ist. Die Bedeutung des sozialen Kontexts wird auch sichtbar in der Attraktivität von Rahmenhandlungen, die der Tätigkeit (Lesen, Schreiben, Rechnen) ein funktionales Gewicht geben.

Persönliche Bedeutung kann ein im Programm vorgegebener Spielrahmen schaffen oder ein *ad hoc* erfundener Kontext. Ob Kinder im Programm/Spiel vorgegebene "Rahmungen" für Lese- und Schreibaufgaben als attraktiv empfinden, ob sie sich bedeutsame Rahmen selbst schaffen können, das ist jeweils unabhängig vom Typ des Mediums, verweist vielmehr auf die normative "Ladung" einer Aktivität, d.h. ihre sozial geprägte und individuell akzeptierte bzw. zugewiesene "Bedeutung". Wir halten es deshalb für äußerst unwahrscheinlich, daß sich Lese- und Schreiblust von SchülerInnen allein durch den Einsatz von Computern ändert - wenn sich nicht auch der pädagogische Kontext verändert, in dem sie genutzt werden. Wenn sich aber dieser ändert, werden Computer als methodische Abwechslung oder als Arbeitshilfe zwar sinnvolle, jedoch insgesamt nur kleine Unterschiede ausmachen (nicht anders als Freinet-Druckerei, Lese-Ecke usw.).

Insofern sind es eher Einzelbeobachtungen, die aus unserer Sicht dafür sprechen, den Computer als zusätzliches Medium einzuführen. Wir haben sie manchmal nur bei einem einzigen Kind festgestellt (oft war für andere Kinder gar nicht problematisch, was das Computerprogramm erleichtern sollte):

- Arbeit ohne Kontrolle durch Erwachsene;
- leichte Korrekturmöglichkeit;
- Fehlermeldung, ohne daß andere sie registrieren;
- immer sauberes Schriftbild;
- gedankliche Einheit Buchstabe = motorische Einheit Tastendruck;
- vorzeigbares, grafisch ausgestaltbares Produkt.

In dieser Hinsicht kann der Computer eine Hilfe bei der Öffnung des Unterrichts sein: einzelnen Kindern mit spezifischen Bedürfnissen und Schwierigkeiten einen weiteren Weg anzubieten. Nicht mehr, aber auch nicht weniger.

7. Schlußfolgerungen

Unser Plädoyer für eine größere Vielfalt der Medien und Aktivitäten speist sich nicht nur aus grundsätzlichen pädagogischen Überlegungen. Auch die Qualität des gegenwärtigen Programmangebots spricht gegen einen systematischen Einsatz von Computern.

Wie aber sieht dieses Angebot konkret aus? Den Schwerpunkt bilden immer noch 'drill and practice', also Übungsprogramme. BRUCE & RUBIN (1984a) ordneten in einer Marktübersicht über 317 Sprachprogramme in den USA 2/3 von ihnen dem Übungsbereich zu. Nur zwei (also weniger als 1%) der Programme verlangten von den SchülerInnen eine selbständige Auseinandersetzung mit sinnvollen Texten. Nach BECKER (1987a, S. 36-43) machten Übungsprogramme auch noch 1985 rund die Hälfte der Anwendungen aus, nach einer Umfrage im naturwissenschaftlich-mathematischen Bereich von DICKEY & KHERLOPIAN (1987a, S. 10-14) lag der Anteil hier sogar bei 95%. Und wie steht es mit der Qualität dieser Software? Beginnen wir mit Einschätzungen durch die BenutzerInnen. In einer US-Umfrage von MARCHE (1987a, S. 28-31) wird berichtet, daß von 26 Schulleitern ein Drittel meinte, der Unterricht habe sich in ihren Schulen durch den Computereinsatz nicht verbessert; rund die Hälfte war sich unsicher, und weniger als 20% sahen eindeutig positive Effekte.

BECKER (1987a, S. 36) hat 1983 und 1985 an über 4.000 US-amerikanischen Schulen LehrerInnen zu ihren Erfahrungen mit Computern befragt. Von den 1985 angesprochenen rund 8.000 PädagogInnen meinten etwa 40%, die Kinder arbeiteten motivierter und mit höheren Lerneffekten bei den besonders leistungsstarken und bei den besonders leistungsschwachen Kindern, allerdings nur selten im Bereich traditioneller Lerninhalte. Und nur 7% der LehrerInnen erkannten deutlich verbesserte Lernerfolge bei durchschnittlichen SchülerInnen.

Aus der Fülle empirischer Studien haben die (anfangs zitierten) Metaanalysen versucht, einige übergreifende Trends herauszufiltern. Vergleiche von Lernen am Computer vs. Lernen ohne Computer bzw. von verschiedenen Typen und Anwendungsformen des Unterrichts mit Computern haben kein einheitliches Bild erbracht.

In der Regel reproduzieren heutige Programme auf dem Bildschirm, was wir aus Schulbüchern und Arbeitsblättern kennen. Neben WALTERS (1989a) Kritik, daß kaum ein Programm eine Spracheingabe oder -ausgabe nutzt, kommt auch THOMÉ (1989a, S. 218ff) in einer detaillierten Analyse von acht deutschen Programmen zum Sprachunterricht zu dem Urteil: "Keines der Programme konnte eine annähernd positive Gesamtbewertung erhalten."

Viele Rechtschreibprogramme arbeiten nach folgendem Muster: Ein Wort wird auf dem Bildschirm gezeigt (und evtl. nachgetippt, solange es sichtbar ist), dann verschwindet es und muß (erneut) eingetippt werden; dieser Versuch wird anschließend vom Programm bewertet, und schließlich wird das Modell noch einmal gezeigt.

Im Vergleich mit herkömmlichen Übungen erzielen die Computerprogramme keinen höheren Lernerfolg (man sollte genauer sagen: meist ähnlich geringe Wirkung). Allenfalls sind Effekte insofern zu erwarten, als sich viele Kinder am Computer auf Übungen einlassen, denen sie sich entziehen würden, wenn sie als Papier-und-Bleistift-Aufgaben zu bearbeiten wären. Solange dieser Motivationsseffekt anhält (oder durch besondere akustische und visuelle Reize erneuert werden kann), läßt sich zumindest die Übungsdauer, vielleicht auch die Übungsintensität steigern. In diese Richtung weisen beispielsweise unsere Erfahrungen im "Büffelstübchen". Die Frage ist aber, ob die Art der Übung diesen Aufwand rechtfertigt.

Ein weiteres Problem des gegenwärtigen Angebots: Selbst sogenannte "Leselernprogramme" bauen meistens schon auf einer grundlegenden Lesefähigkeit auf. Außerdem beziehen nur wenige Programme die Satzebene, einen größeren Textzusammenhang oder gar nichtsprachliche Erfahrungen und Handlungsbezüge ein.

Vor diesem Hintergrund verwundert es nicht, daß wir in der Untersuchung kein einziges Programm für die Förderung intensiv und systematisch über längere Zeit eingesetzt haben: Sie entsprachen didaktisch nicht unseren Anforderungen, paßten nicht auf die besonderen Schwierigkeiten des betreffenden Kindes, waren technisch unvollkommen und/oder wurden von den Kindern auf Dauer nicht angenommen. Inhaltlich und zeitlich begrenzte Förderphasen erbrachten zwar meßbare Fortschritte, aber ihr Ausmaß übertraf nicht die Effekte, über die von anderen Programmen oder Materialien berichtet wird, wenn diese neu eingeführt werden.

Eine generelle Überlegenheit von Übungsprogrammen am Computer haben wir bei keinem unserer elf Förderkinder feststellen können. Auch Programme der zweiten Generation, wie die Programme der COMLES-Familie (SCHEIMANN & ZINNER, 1989a) oder LESE-ZEILE (WALTER, 1991a), die zunehmend obengenannte Kritikpunkte berücksichtigen und mit Hilfe von Sprachausgabe den Lautbezug von Schrift verdeutlichen oder nichtsprachliche Handlungsbezüge herstellen, werden von uns in den Fördersituationen weiterhin nur punktuell eingesetzt. Als universelles und immer wirksames Hilfsmittel für Kinder mit Schwierigkeiten beim Schriftspracherwerb hat sich auch keines dieser neuen und durchaus verbesserten Programme herausgestellt.

In einem über das Schuljahr 1989/90 angelegten Kleinversuch mit zwei Kindern, in dem systematisch Lernzuwächse bei der Arbeit mit Computerprogrammen aus dem COMLES-Paket (SCHEIMANN & ZINNER, 1989a) mit Lernzuwächsen bei analogen Papier-und-Bleistift-Aufgaben verglichen wurden, zeigten sich keine dramatischen Unterschiede, obwohl die Motivation der Kinder bei der Arbeit am Computer durchaus größer war und erstaunlich wenig "Abnutzungserscheinungen" aufwies (BOHNENKAMP, 1990).

Als Fazit bleibt: Kinder lernen auf unterschiedlichen Wegen in unterschiedlichem Tempo. Ein breites Angebot von Medien und Materialien, auch von Computern und geeigneten Programmen, kann helfen, Kindern Zugänge zum Lerngegenstand zu schaffen. Wir als LehrerInnen müssen den Unterricht so gestalten, daß er möglichst vielen Kindern gerecht wird. Dies bleibt - auch mit Computern - schwierig, denn dafür müssen wir oftmals unseren Unterricht und damit auch uns selbst verändern.

Literatur

BALHORN, H., BRÜGELMANN, H., KRETSCHMANN, R., & SCHEERER-NEUMANN, G. (Hrsg.) (1987). *Die Regenbogen-Lesekiste. Lesefutter für Möchte-Gern-Leser.* Hamburg: VPM.

BALHORN, H. & BRÜGELMANN, H. (1989a). *Jeder spricht anders - Normen und Vielfalt in Sprache und Schrift. Jahrbuch "Lesen und Schreiben" 3.* Konstanz: Ekkehard Faude.

BAMBACH, H. (1989). *Erfundene Geschichten erzählen es richtig. Lesen und Leben in der Schule.* Konstanz: Ekkehard Faude.

BANGERT-DROWNS, R. L., KULIK, J. A., & KULIK, C. L. C. (1985a). Effectiveness of computer-based education in secondary schools. *Journal of Computer-Based Instruction, Vol. 12, No. 3*, 59-68.

BECKER, H. J. (1987a). Lernen mit dem Computer. Eine Forschungsübersicht. *Compass, Heft 3/1987*, 36-43.

BOHNENKAMP, A. & BRÜGELMANN, H. (1989a). Computer in der Lernwerkstatt. In: BALHORN, H. & BRÜGELMANN, H. (1989a), *Jeder spricht anders - Normen und Vielfalt in Sprache und Schrift. Jahrbuch "Lesen und Schreiben" 3.* Konstanz: Ekkehard Faude. S. 253-258.

BOHNENKAMP, A. (1990). *Computereinsatz und Förderunterricht - am Beispiel von Rechtschreibförderung in der Lernwerkstatt.* Schriftliche Hausarbeit für die erste Staatsprüfung. Bremen: Universität.

BOSLER, U. & FREY, K. (Hrsg.) (1985a). *Mikroelektronik und Neue Medien im Bildungswesen. Referate des Kieler Seminars vom 12. bis 16.11.1984.* IPN-Arbeitsbericht Nr. 56. Kiel: Universität, Institut für Pädagogik der Naturwissenschaften.

BOSLER, U. & KAPUNE, T. (1985a). *Computer in unsere Schule?* Kiel: Universität, Institut für die Pädagogik der Naturwissenschaften.

BRÜGELMANN, H. & BOHNENKAMP, A. (1989a). *Computer in der Lernwerkstatt,* Projekt "Kinder auf dem Weg zur Schrift" - Bericht 53a. Bremen: Universität.

BRÜGELMANN, H. & BOHNENKAMP, A. (1989b). *Fallberichte zu: Computer in der Lernwerkstatt,* Projekt "Kinder auf dem Weg zur Schrift" - Bericht 53b. Bremen: Universität.

BRUCE, B. & RUBIN, A. (1984a). *The utilization of technology in the development of basic skills instruction: Written communications.* Report No. 5766. Cambridge, MA: Bolt Beranek & Newman.

DEKKERS, J. & DONATI, S. (1981a). The integration of research studies in the use of simulation as an instructional strategy. *Journal of Educational Research, No. 6*, 425-427.

DICKEY, E. & KHERLOPIAN, R. A. (1987a). A survey of teachers of mathematics, science, and computers on the uses of computers in grades 5-9. *Educational Technology, No. 6*, 10-14.

FREY, K. (1988a). *Effectiveness of computers in education. A survey of empirical and meta-analytical studies*. Eidgenössische Technische Hochschule, Institut für Verhaltenswissenschaft.

HAMEYER, U., LAUTERBACH, R., & WALDOW, H.J. (Hrsg.) (1987a). *Computer an Sonderschulen*. Weinheim/Basel: Beltz

HAMEYER, U. & WALTER, J. (1988a). *Software für Lernbehinderten- und Förderpädagogik*. Bundesministerium für Bildung und Wissenschaft. Kiel: Universität, Institut für Pädagogik der Naturwissenschaften.

HANSEN, H.-K. (1988a). *Computer use, school culture, and psycho-social development*. Vervielf. Ms., Kiel: Universität, Institut für Pädagogik der Naturwissenschaften.

HANSEN, K.-H. (1989a). *Computernutzung, Schülerkultur und Identität. Eine Fallstudie zum Computereinsatz an einer kanadischen Grundschule*. Vervielf. Ms., Kiel: Universität, Institut für Pädagogik der Naturwissenschaften.

HAWKINS, J., et al. (1982a). Microcomputers in the schools: Impact on the social life of elementary classrooms. *Journal of Applied Developmental Psychology, Vol. 3*, S. 361-373.

HECKHAUSEN, H. (1974). Bessere Lernmotivation und neue Lernziele. In: WEINERT, F.E., GRAUMANN, C.F., HECKHAUSEN, H., HOFER, M., (Hrsg.), *Funk-Kolleg Pädagogische Psychologie. Bd. 1 und 2*. Frankfurt/Main: Fischer.

HERRMANN, V. (1989a). Computer in der Grundschule: Anspruch und Wirklichkeit. *Zeitschrift für Sozialisationsforschung und Erziehungssoziologie, Heft 2/1989*, 2-41.

HEUER, J. & HOFFMANN, J. (Übers.), (1988). *Kreuzworträtsel V. 1.1.*, Bassum/Martfeld; Übersetzung des Programms "Crossword" (1987), (ohne Autor). (c) Minister of Education for and on behalf of the crown right of the State of South Australia.

JÄGER, R. S., ARBINGER, R., LISSMANN, U., & SCHREIBER, W. H. (1988a). *Bericht über die Evaluation des Schulversuchs TOAM in Simmern/Kastellaun. Erste Teilevaluation: Akzeptanz von TOAM*. Forschungsbericht. Zentrum für empirische pädagogische Forschung. Landau: Erziehungswissenschaftliche Hochschule.

JAMISON, D., SUPPES, P., & WELLS, S. (1974a). The effectiveness of alternative instructional media: A survey. *Review of Educational Research, Vol. 44, No. 1*, 1-67.

KONTOS, G. (1985a). Instructional computing: In search of better methods for the production of CAI lessons. *Computer Education, No. 49*, 16-19.

KULIK, J. A., BANGERT-DROWNS, R. L., & WILLIAMS, G. W. (1983a). Effectiveness of technology on precollege mathematics and science teaching. *Journal of Educational Technology Systems, Vol. 12*, 137-158.

KULIK, J. A., BANGERT-DROWNS, R. L., & WILLIAMS, G. W. (1983b). Effects of computer-based teaching on secondary school students. *Journal of Educational Psychology, Vol. 75, No.1*, 19-26.

KULIK, J. A., BANGERT-DROWNS, R. L., & WILLIAMS, G. W. (1985a). Effects of computer-based education in elementary schools. *Computers in Human Behavior, No. 1/1985*, 59-74.

KULIK, J. A. & KULIK, C. L. C. (1987a). Review of recent research literature on computer-based instruction. *Contemporary Educational Psychology, No. 3*, 222-230.

LABORATORY OF COMPARATIVE HUMAN COGNITION (1989a). Kids and Computers: A positive vision of the future. *Harvard Educational Review, Vol. 59, No. 1*, 73-86.

LANGENBUCH, G. & ROLFF, H.-G. (1989a). *Vorbemerkungen zum Forschungsauftrag "Computereinsatz in der Grundschule"*. Vervielf. Ms., Institut für Schulentwicklungsforschung. Dortmund: Universität.

LAUTERBACH, R. (1984a). Computers in elementary education. A solvable problem with problematic solutions. In: TINSLEY, J. D. & TAGG, E. D. (Hrsg.) *Informatics in elementary education* (S. 189-198). Amsterdam: North-Holland.

LAUTERBACH, R. (1987a). Didaktische Software für den Sachunterricht. In: HAMEYER, U., LAUTERBACH, R., & WALDOW, H. J. (Hrsg.) *Computer an Sonderschulen* (S. 206-224). Weinheim/Basel: Beltz.

LEHMANN, J. & LAUTERBACH, R. (1985a). Die Wirkungen des Computers in der Schule auf Wissen und Einstellungen. *LOG IN, 5. Jg., Heft 1*, 24-27.

MANDL, H. & HRON, A. (1985a). Förderung kognitiver Fähigkeiten und des Wissenserwerbs durch computerunterstütztes Lernen. In: BOSLER, U. et al. (Hrsg.), *Mikroelektronik und Neue Medien im Bildungswesen. Referate des Kieler Seminars 12.-16.11.1984*. IPN Arbeitsbericht Nr. 56. Kiel: Universität, Institut für Pädagogik der Naturwissenschaften, S. 105-143.

MARCHE, M. M. (1987a). Information technologies in education: The perceptions of school principals and senior administrators. *Educational Technology, No. 4/1987*, 28-31.

MARTIN, C. D. & HELLER, R. S. (1987a). *Measuring the level of teacher concerns over microcomputers in instruction.* Duplicated Paper, Dept. of Electrical Engineering and Computer Science, George Washington University.

MICHAELS, S. (1985a). Classroom processes and the learning of text editing commands. *Quarterly Newsletter of the Laboratory of Comparative Human Cognition/University of California, Vol. 7, No. 3*, 70-79.

MICHAELS, S., CAZDEN, C., & BRUCE, B. (1985a). Whose computer is it anyway? *Science for the People, Vol. 17, No. 36*, 43ff.

OFFICE OF TECHNOLOGY ASSESSMENT (1988a). *Power on! New tools for teaching and learning*. US Congress OTA-SET-379. Washington, DC: U.S. Government Printing Office.

PARRY, J. D., et al. (1985/86a). Computer-based instruction (CBI): The transition from research findings to teaching strategies. *Educational Research Quarterly, Vol. 10, No. 1*, 30-39.

ROBLYER, M. D. (1985a). The greening of educational computing: A proposal for a more research-based approach to computers in instruction. *Educational Technology, Vol. 25, No. 1*, 40-44.

RUBIN, A. D. & BRUCE, B. C. (1984a). *QUILL: Reading and writing with a microcmputer.* Reading Education Report No. 48. Urbana-Champaign, IL: Center for the Study of Reading/University of Illinois.

RUBIN, A. D. & BRUCE, B. C. (1986a). Learning with QUILL: Lessons for students, teachers, and software designers. In: RAPHAEL, T. E. (Hrsg.), (1986a). *Contexts of school-based literacy*. New York: Random House.

SCHEIMANN, G. & ZINNER, M. (1989a). *Die COMLES-Familie. Handbuch zum gleichnamigen Programmpaket.* München: Rele.

SCHNECK, M. (1986/87a). *STORY CORNER - Programm zur Textrekonstruktion.* Braunschweig: Westermann Schulbuch-Verlag.

SCHUBENZ, S. & KOCH, G. (1988a). *Programmpaket COKOS - "Computergestützte Kommunikationsspiele"*. Projekt CUU am Psychologischen Institut. Berlin: Freie Universität.

THOMÉ, D. (1989a). *Kriterien zur Bewertung von Lernsoftware*. Hochschultexte Informatik. Heidelberg: Alfred Hüthig.

TINSLEY, J. D. & TAGG, E. D. (Hrsg.) (1984a). *Informatics in elementary education*. Amsterdam: North-Holland.

TURKLE, S. (1984a). *Die Wunschmaschine*. Reinbek: Rowohlt.

WALTER, J. (1988a). *Leseforschung und Unterricht. Grundlagenforschung, methodische Konsequenzen, mediendidaktische Anregungen*. Meerbusch: Kierst.

WALTER, J. (1989a). *Lernförderung mit Neuer Informationstechnologie: Ein Reader*. Meerbusch: Kierst.

WALTER, J. (1991a). *Oberfläche LESE-ZEILE V. 3.0*. Kiel: Pädagogische Hochschule, Institut für Heilpädagogik.

WIEDERHOLD, K. A. & MITZLAFF, H. (1989a). *Computereinsatz in der Grundschule? Kurzfassung des Forschungsberichts*. Dortmund: FB 12 der Universität.

WIEDERHOLD, K. A. & MITZLAFF, H. (1989b). *Computereinsatz in der Grundschule. Möglichkeiten, Grenzen und pädagogische Perspektiven*. Hagen: Universität.

WILLETT, J. B., YAMASHITA, J. J., & ANDERSON, R. D. (1983a). A meta-analysis of instructional systems applied in science teaching. *Journal of Research in Science Teaching, No. 5*, 405-417.

WISE, S. L. & OKEY, J. R. (1983a). A meta-analysis of the effects of various science-teaching strategies on achievement. *Journal of Research in Science Teaching, No. 5*, 419-435.

Entwicklung und Ausstattung einer computerunterstützten Schreibumgebung für Grundschulkinder

Norbert Kühn

Aus internationalen Erfahrungsberichten von Lehrerinnen und Lehrern, insbesondere aus England, Frankreich und den USA (COHEN 1987, DAIUTE 1985, HART 1989, POTTER 1987 und RUBIN & BRUCE 1985), ist zu entnehmen, daß geeignete Schreibprogramme beitragen können:

1. zum Abbau von Problemen beim Schreiben und Schreibenlernen und
2. zum Ausgleich von Rückständen der Schreib- und Leseentwicklung.

Das Studium der Forschungsergebnisse macht aber deutlich, daß diese Aussagen nicht eindeutig zu interpretieren sind. Es ist jedoch möglich, zu vorsichtigen Schlüssen zu kommen, wenn bestimmte Voraussetzungen gegeben sind. Zwei Voraussetzungen für einen im angedeuteten Sinne erfolgreichen Computereinsatz sind,

1. daß ein kindgemäßes pädagogisches Konzept zugrunde liegt und
2. daß der Computer nicht nur für Übungsprogramme genutzt wird, sondern in Kombination mit offenen Schreibprogrammen eingesetzt wird.

1. Die "Schreibwerkstatt für Kinder"

Ich möchte das Forschungsprojekt "Schreibwerkstatt für Kinder" kurz beschreiben, um dann ausgewählte Forschungsergebnisse aus der Praxis vorzustellen. Um die Bedeutung der Textverarbeitung beim Schreiben und

Schreibenlernen erforschen zu können, wurde 1986 an der Technischen Universität Berlin von Frau Prof. Barbara Kochan das Projekt "Schreibwerkstatt für Kinder" begründet. Ziel des Projektes ist die Entwicklung, Erprobung und didaktische Evaluation einer Schreibumgebung, die Grundschulkinder zum selbstgesteuerten entdeckenden Erwerb und Gebrauch der Schriftsprache herausfordert. Die Entwicklung und Erprobung einer lernfördernden Schreibumgebung für Grundschulkinder soll zu Antworten auf die didaktische Frage beitragen, welche Bedeutung der Computer als Schreibwerkzeug für den Erwerb und Gebrauch der Schriftsprache im Grundschulalter haben kann. Für einen kurzen Blick auf das Projekt stelle ich die Bereiche dar, in die es sich gliedert (vgl. Abb. 1). Das sind:

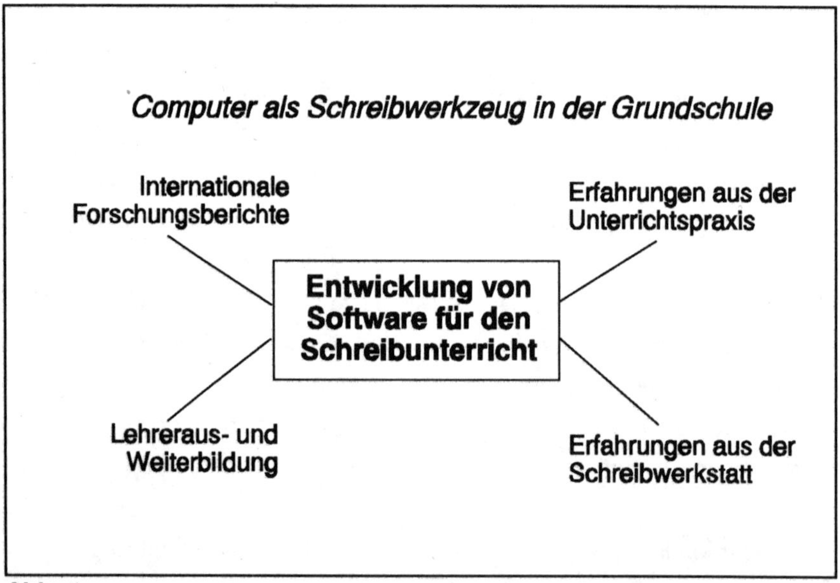

Abb. 1

- Beobachtung von Kindern in der "Schreibwerkstatt für Kinder" an der Technischen Universität Berlin (festgehalten in: Beobachtungsberichten, Beobachtungsrastern, Texten und Äußerungen der Kinder, EDV-Logfiles);
- die Auswertung internationaler Forschungsergebnisse zum Computereinsatz und der Analyse in- und ausländischer Schreibsoftware;
- Erfahrungen aus der Lehreraus- und Weiterbildung zur Thematik Computer als Schreibwerkzeug,
- und Erfahrungen aus der Unterrichtspraxis.

Alle diese Teile sind bei der Entwicklung von Kriterien für die Erstellung einer Soft- und Hardwareumgebung zum Schreiben und Schreibenlernen zu berücksichtigen. Aus der Arbeit in der Schreibwerkstatt möchte ich eine Auswahl von Kindertexten vorstellen. Die Kinder waren zu diesem Zeitpunkt 6-7 Jahre alt und noch in der ersten Klasse. Alle Textbeispiele wurden auf dem Computer geschrieben. Die Kinder hatten die freie Wahl des Schreibwerkzeuges (Stifte, Stempel, Schreibmaschine, Druckerei, Computer) und ihres Themas. Die Kinder mußten also nicht auf dem Computer schreiben.

Das erste Textbeispiel: "Tim mit Timo".

Tim mit Timo
Komm Tim Ja
Tim

Abb. 2: "Tim mit Timo"

In den ersten Sitzungen schreiben die Kinder spontan nur Fibelwörter. Immer wieder schreiben sie Tim und Timo. In weiteren Texten steht z.B. Tim und Timo im Zoo. Tim und Timo kennen sie nicht, die gibt es nur in der Fibel. Schreiben bedeutet für sie, von außen an sie herangetragene Wörter wiederzugeben.

Das zweite Textbeispiel entstand zwei Wochen später: Sven schreibt "Bo im zoo" (vgl. Abb 3).

Bo im Zoo
Komm Bo und
Komm Sven Afe
Lejpt Elfant

Abb. 3: "Bo im zoo"

Bo ist ein Kind aus der Gruppe. Ist das ein Bezug zur Wirklichkeit, also ein Durchbruch? Unsere Nachfrage ist für ihn irritierend, und er sagt: "Bo war doch gar nicht im Zoo". Und fibelgemäß schreibt er weiter: "Komm Bo und Komm Sven". Er stockt und scheint über irgendetwas zu brüten, dann schreibt er weiter: "Affe, Leopard, Elefant". Er denkt an die Tiere, die er gesehen hat. Das ist der Durchbruch, denn nun beginnt er von innen nach außen zu schreiben.

Den nächsten Text schrieb Sven wieder eine Woche später. Sven schreibt über die Tiere, die im Sumpf leben. Er denkt an die Tiere, die im Sumpf leben, in Wörtern. Jetzt schreibt er etwas meinend, mitteilend.

Suf im suf leben früsh
su im suf leben salamanda
suf im suf leben füsche
im suf leben wasrläufrf

Abb. 4: "im Suf"

Der folgende Text wurde in der 5. Woche geschrieben: Nach "Tim und Timo", "Bo im zoo" und "im suf", eine Phantasiegeschichte. Mit diesem Text bringt er eigene Gedanken zu Papier; und er hat sogar Mühe, seinen Gedankenfluß seinem Schreibtempo anzupassen. Er denkt in Sätzen, also globaler.

In einer Wila spukts. es ist ein Geist in eine bewohnten Wila. Dakomter Besitzer wida da aschresckt er seeh da ränt er wäk dann ränt der geist hinterher

Abb. 5: "Geist"

Läßt sich diese Entwicklung auch durch die Schreibtechnik, die sich die Kinder angeeignet haben, beobachten? Fertigen Schreibprodukten ist üblicherweise nicht mehr anzusehen, wann Korrekturen, inhaltliche Änderungen,

Löschungen oder Ergänzungen vorgenommen wurden. Es ist schwer - wenn nicht unmöglich - nachvollziehbar, wie die Texte entstanden sind. Ausgehend von diesen Überlegungen haben wir in Zusammenarbeit mit einem Informatiker ein Programm erstellt, das im Hintergrund alle Eingaben, d.h. Tastendrucke, aufzeichnet, einschließlich der Zeit der Eingabe.

2. Welche Feststellungen lassen sich aus dieser EDV-Aufzeichnung treffen?

Für die Analyse möchte ich mit Ausschnitten aus dem EDV-Protokoll des ersten Textes "Tim mit Timo" beginnen (Abb. 2). Man kann sehen, daß hier Löschungen sofort, innerhalb des Wortes, durchgeführt wurden. Die Löschtaste wurde direkt anschließend betätigt, wenn der Fehler bemerkt wurde. Ein Wort, bei dem die Schreibweise unklar war, wurde durch ein anderes, bekanntes Wort ersetzt: Das war keine inhaltliche, sondern eine orthographische Entscheidung (Naa=Nein durch Ja).

Zum Verständnis der Protokolle: Die Kopfzeile einer jeden Protokollseite gibt an, welche Daten sich in den folgenden Spalten des Protokolls befinden.

Spalte 1 = gedrückte Taste (z.B. geschriebener Text)
Spalte 2 = Zeitintervall, bis die Taste gedrückt wurde
Spalte 3 = die absolute Zeit
Spalte 4 = computerinterne Codierung der gedrückten Taste
Spalte 5 = computerinterne Codierung der gedrückten Taste
Spalte 6 = erweiterte/zusätzlich gedrückte Tasten (z.B. Shift- oder Einfügentaste)

In diesem Zusammenhang ist nur die erste Spalte relevant. Beachtet werden sollen insbesondere die Löschungen (DEL), alles andere kann vernachlässigt werden.

Key	Time Interval	Time	ASCII Code	Scan Code	State of Keyboard
DEL	46	32860	8	14	
T	176	33036	84	20	LS
i	123	33159	105	23	
m	43	33202	109	50	
Space	1726	34928	32	57	
n	632	35560	110	49	
DEL	45	35605	8	14	
N	58	35663	78	49	LS
a	459	36122	97	30	
a	2	36124	97	30	
DEL	68	36192	8	14	
DEL	1812	38004	8	14	
DEL	13	38017	8	14	
j	162	38179	106	36	
DEL	95	38274	8	14	
J	124	38398	74	36	LS
a	1180	39578	97	30	
Space	202	39780	32	57	
t	221	40001	116	20	
DEL	69	40070	8	14	
T	81	40151	84	20	LS
i	103	40254	105	23	
m	38	40292	109	50	
Space	4467	44759	32	57	
Esc	4471	49230	27	1	

Abb. 6: EDV-Protokoll des Textes "*Tim mit Timo*" (Ausschnitte)

Die nächsten Protokollausschnitte (Abb. 7) gehören zum Text: "im Suf". Nur noch wenige Wörter werden sofort verbessert; die Mehrzahl erst, nachdem das Wort zu Ende geschrieben wurde, zwei Fehler sogar erst dann, als der ganze Satz beendet war (Lf arrow = Kursortaste links, Rt arrow = Kursor rechts).

Key	Time Interval	Time Code	ASCII Code	Scan
e	208	71689	101	18
b	433	72122	98	48
e	196	72318	101	18
n	159	72477	110	49
Space	38	72515	32	57
f	60	72575	102	33
r	115	72690	114	19
ü	265	72955	129	26
s	462	73417	115	31
h	216	73633	104	35
c	142	73775	99	46
h	40	73815	104	35
CR	468	74283	13	28
s	565	74848	115	31
u	106	74954	117	22
f	76	75030	102	33
Space	66	75096	32	57
....				
Space	10	75627	32	57
Lf arrow	220	75847	0	75
Lf arrow	5	75852	0	75
Lf arrow	6	75858	0	75
Lf arrow	5	75863	0	75
Lf arrow	4	75867	0	75
Lf arrow	14	75881	0	75
Lf arrow	5	75886	0	75
Lf arrow	6	75892	0	75
Lf arrow	4	75896	0	75
Lf arrow	5	75901	0	75
Lf arrow	4	75905	0	75
Lf arrow	26	75931	0	75
DEL	111	76042	8	14
DEL	181	76223	8	14
Rt arrow	37	76260	0	77
Rt arrow	10	76270	0	77

Rt arrow	4	76274	0	77
Rt arrow	3	76277	0	77
Rt arrow	4	76281	0	77
Rt arrow	3	76284	0	77
Rt arrow	4	76288	0	77
Rt arrow	3	76291	0	77
Rt arrow	4	76295	0	77
Rt arrow	3	76298	0	77
Rt arrow	45	76343	0	77
Rt arrow	41	76384	0	77
s	426	76810	115	31
u	146	76956	117	22
f	175	77131	102	33

Abb. 7: EDV-Protokoll des Textes *"im Suf"* (Ausschnitte)

Der letzte Protokollausschnitt (Abbildung 8) zeichnet die Entstehung des Textes: "Geist" auf. Obwohl der Text mit 28 Wörtern um 53% länger ist als der "sumpf-Text", werden nur noch halb soviele Korrekturen direkt im Wort und hinter dem Wort vorgenommen. Ein besonderes Merkmal dieses Textes ist, daß ca. 40% der Korrekturen erst nach dem letzten Absatz gemacht wurden!

Key	Time Interval	Time	ASCII Code	Scan Code	State of Keyboard
.	18	35511	46	52	
Space	10	35521	32	57	
D	26	35547	68	32	RS L S
Rt arrow	158	35705	0	77	
Rt arrow	26	35731	0	77	
Rt arrow	6	35737	0	77	
Rt arrow	6	35743	0	77	
Rt arrow	8	35751	0	77	
Rt arrow	10	35761	0	77	
DEL	54	35815	8	14	

DEL	17	35832	8	14
DEL	7	35839	8	14
DEL	10	35849	8	14
o	68	35917	111	24
m	21	35938	109	50
t	37	35975	116	20
e	9	35984	101	18
r	15	35999	114	19
Dn arrow	107	36106	0	80
Lf arrow	14	36120	0	75
Lf arrow	4	36124	0	75
Lf arrow	4	36128	0	75
Lf arrow	3	36131	0	75
Lf arrow	4	36135	0	75
Lf arrow	4	36139	0	75
Lf arrow	3	36142	0	75
Lf arrow	4	36146	0	75
Lf arrow	4	36150	0	75
Lf arrow	5	36155	0	75
Lf arrow	3	36158	0	75
Lf arrow	4	36162	0	75
Lf arrow	4	36166	0	75
Lf arrow	4	36170	0	75
Lf arrow	5	36175	0	75
Lf arrow	5	36180	0	75
Lf arrow	7	36187	0	75
DEL	25	36212	8	14
DEL	4	36216	8	14
k	31	36247	107	37
t	6	36253	116	20
Rt arrow	83	36336	0	77
Rt arrow	19	36355	0	77
Rt arrow	4	36359	0	77
Rt arrow	4	36363	0	77

Rt arrow	4	36367	0	77
Rt arrow	4	36371	0	77
Rt arrow	4	36375	0	77
Rt arrow	16	36391	0	77
DEL	193	36584	8	14
DEL	11	36595	8	14
DEL	9	36604	8	14
e	31	36635	101	18
e	36	36671	101	18
h	33	36704	104	35
Up arrow	531	37235	0	72
Up arrow	32	37267	0	72
Rt arrow	47	37314	0	77

Abb. 8: EDV-Protokoll des Textes *"Geist"* (Ausschnitt)

Die Verteilungen der Korrekturen aller drei Beispieltexte sind in den Abb. 9-11 grafisch aufgetragen.

Deutlich ist die Entwicklung des Schreibprozesses nachzuvollziehen. Der erste Text wurde noch von "außen nach innen" geschrieben, beschränkt auf die Sekretärstätigkeiten, d.h. auf die bloße Wiedergabe von Wörtern. Dann nimmt die Autorentätigkeit zu, die Sekretärstätigkeiten werden teilweise zurückgestellt, und der Prozeß kehrt sich langsam um, von innen nach außen. Beim letzten Text nimmt die Autorentätigkeit den höchsten Stellenwert ein, und die Sekretärstätigkeiten werden zugunsten der Autorentätigkeit auf einen späteren Zeitpunkt zurückgestellt.

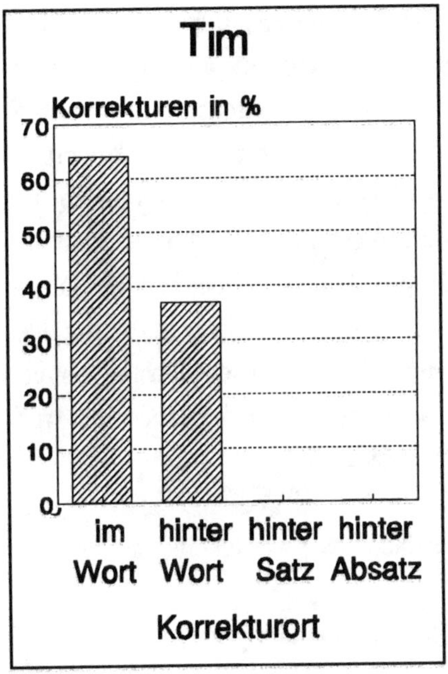

Abb. 9

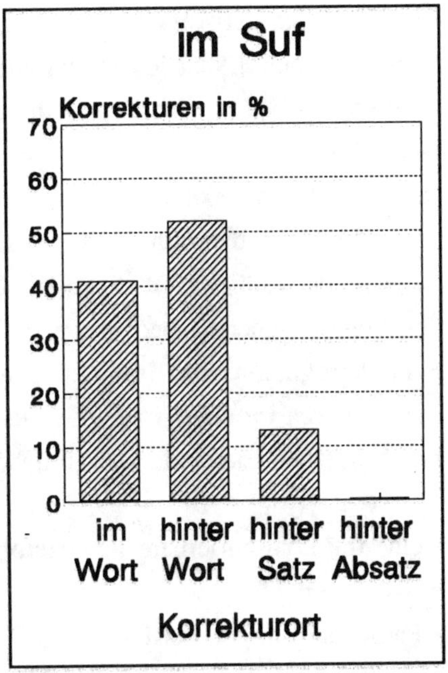

Abb. 10

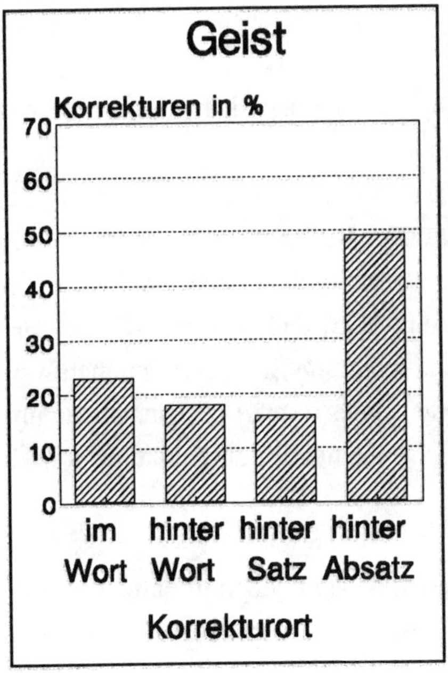

Abb. 11

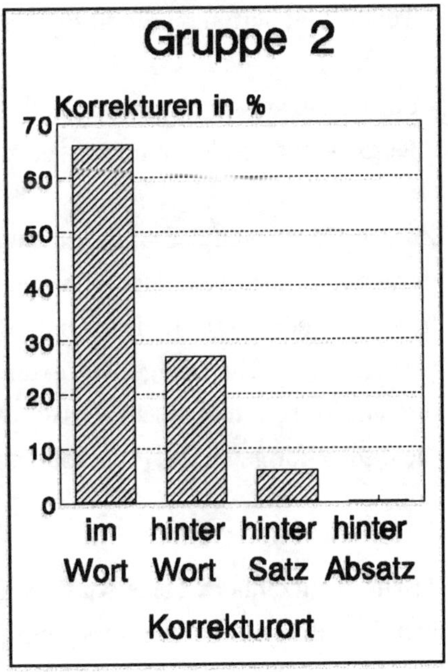

Abb. 12

Bei der Protokoll-Auswertung einer zweiten Kindergruppe (die ich hier Gruppe 2 nenne) kam ich überraschenderweise zu stark abweichenden Ergebnissen (Abb. 12). Im Vergleich zu den vorangegangenen Gruppen ergaben sich für das Kriterium Korrekturort wesentliche Unterschiede. Anders als in den vorhergehenden Gruppen zeichnet sich keine Entwicklung ab, die darauf hinweist, daß sich der Korrekturort in einem vergleichbaren Zeitraum vergleichbar verändert. Warum? Die Gruppe 2, die seit einem halben Jahr in der Schreibwerkstatt beobachtet wurde, benutzt überwiegend ein neues Schreibprogramm. Das Programm WriteOn! unterscheidet sich in einigen Punkten vom Programm NewsMaster, welches die vorangegangenen Gruppen benutzten. Einige der wesentlichen Punkte sind:

- eine frei konfigurierbare Benutzeroberfläche (Schwierigkeitsgrad anzupassen)
- Farben stehen zur Verfügung (für Schrift und Hintergrund)
- der Schriftgrad, die Farbe, die Schriftart lassen sich mit einem Mausklick verändern (keine Menüs oder Funktionstasten)
- Textnamen dürfen bis zu 30 Buchstaben lang sein (auch Sonder- und Leerzeichen)
- die Benutzung erfolgt ausschließlich mit der Maus (keine Steuerung des Kursors mit den Richtungstasten möglich).

Zu den Konstanten der Gruppen zählen: Der Beobachtungszeitraum und die durchschnittliche Textlänge. Sie sind etwa identisch mit denen der vorhergehenden Kindergruppen. Die Grafik zeigt aber, daß von den Kindern der Gruppe 2 nur sehr wenige Korrekturen hinter dem Satz vorgenommen wurden und keine hinter einem Absatz. Wie kam es dazu? Drei Kindertexte und die dazugehörigen EDV-Protokolle möchte ich hier für die Erklärung vorstellen.

1) Die Mehrzahl der Texte wurde von den Kindern jetzt mit Farbe geschrieben. Ein Beispiel dafür (Ausschnitt), geschrieben von Teresa, zeigt Abbildung 13.

LONILINO UND
(schwarz) (grün)

OTTO GEN
(rot)

SPAZIEREN IM
(blau)

WALT AM FLUS
(grün)

Abb. 13: "LONI"

In dem dazugehörigen Protokoll (Abb. 14) läßt sich eine - für diese Gruppe - ganz typische Vorgehensweise bei Korrekturen erkennen:

Key	Time Interval	Time Code	ASCII Code	Scan Code
l	997	63176	108	38
DEL	59	63235	8	14
L	1343	64578	76	38
O	186	64764	79	24
N	46	64810	78	49
I	11	64821	73	23
L	149	64970	76	38
I	13	64983	73	23
N	19	65002	78	49
O	11	65013	79	24
Space	207	65220	32	57
U	92	65312	85	22
N	24	65336	78	49
D	77	65413	68	32
O	105	65518	79	24
T	95	65613	84	20
O	35	65648	79	24
DEL	116	65764	8	14
DEL	22	65786	8	14
DEL	114	65900	8	14

CR	509	66409	13	28
O	1208	67617	79	24
T	14	67631	84	20
T	5	67636	84	20
O	13	67649	79	24
Space	1955	69604	32	57
Space	6	69610	32	57
G	167	69777	71	34
...	...	...	...	...
Space	258	46812	32	57
L	308	47120	76	38
I	10	47130	73	23
N	21	47151	78	49
O	15	47166	79	24
DEL	2139	49305	8	14
DEL	10	49315	8	14
DEL	11	49326	8	14
DEL	17	49343	8	14
U	47	49390	85	22
N	52	49442	78	49
D	37	49479	68	32
Space	46	49525	32	57
L	13	49538	76	38
I	37	49575	73	23
N	35	49610	78	49
O	23	49633	79	24

Abb. 14: EDV-Protokoll des Textes *"LONI"* (Ausschnitte)

Eine Folge von Löschungen (DEL_s) kennzeichnet die Stelle, an denen die Korrektur hinter einem Wort vorgenommen wurde. Dazu löschte Teresa das Wort bis zum Korrekturort und schrieb es anschließend neu. Die Kinder benutzen für die Korrektur nicht die Maus, obwohl sie in der Handhabung der Maus sehr sicher und geübt sind. So nehmen sie z.B. die Maus für die Farbauswahl, zum Markieren von Text, zur Auswahl der Schriftart und des Schriftgrades und zum Blättern.

2) Abb. 15 stellt ein weiteres Beispiel für dieses Vorgehen dar. Es ist ein verhältnismäßig kurzer Text, an dem Dario aber sehr lange geschrieben hat. Abb. 16 zeigt das zugehörige Protokoll.

MAMA PAPA
DARIO SESN
IN WALT UNT
ÄSN

Abb. 15: "MAMA PAPA DARIO"

Key	Time Interval	Time	ASCII Code	Scan Code
Space	64	62503	32	57
O	840	62567	79	24
M	132	63407	77	50
A	279	63539	65	30
Space	14	63818	32	57
Space	23	63832	32	57
Space	12	63855	32	57
M	76	63867	77	50
A	21	63888	65	30
M	22	63910	77	50
A	20	63930	65	30
P	229	64159	80	25
DEL	69	64228	8	14
Space	33	64261	32	57
Space	6	64267	32	57
Space	18	64285	32	57
Space	6	64291	32	57
Space	7	64298	32	57
P	35	64333	80	25
A	126	64459	65	30
P	65	64524	80	25
A	42	64566	65	30

D	151	64717	68	32
Space	70	64787	32	57
DEL	32	64819	8	14
DEL	35	64854	8	14
Space	32	64886	32	57
Space	5	64891	32	57
Space	289	64896	32	57
DEL	34	65185	8	14
DEL	36	65221	8	14
DEL	7	65228	8	14
DEL	5	65233	8	14
DEL	6	65239	8	14
DEL	4	65243	8	14
DEL	4	65247	8	14
DEL	5	65252	8	14
DEL	4	65256	8	14
DEL	8	65264	8	14
DEL	10	65274	8	14
DEL	13	65287	8	14
DEL	8	65295	8	14
DEL	22	65317	8	14
DEL	16	65333	8	14
DEL	16	65349	8	14
DEL	35	65384	8	14
DEL	13	65397	8	14
DEL	5	65402	8	14
DEL	100	65408	8	14
DEL	32	65508	8	14
DEL	6	65514	8	14
DEL	122	65520	8	14
CR	47	65642	13	28
M	120	65762	77	50
A	47	65809	65	30
M	145	65954	77	50

Abb. 16: EDV-Protokoll des Textes *"MAMA PAPA DARIO"* (Ausschnitte)

Immer wiederkehrende Folgen von Löschungen (DEL_s) zeigen, daß Dario nachträglich Korrekturen vornimmt und dazu Wörter (auch mehrere) vollständig löscht, die er anschließend wieder schreibt.

3) Anders dagegen im Text der Abbildung 17. In diesem Text, der als Aushang dienen sollte, kam es Tabea auf eine möglichst große Schrift an. Dazu eignete sich das Programm NewsMaster besser, da dort Schriftgrößen bis zu 60 Punkten möglich sind. Im zugehörigen Protokoll (Abb. 18) können wesentliche Abweichungen zu den anderen Protokollen festgestellt werden: Es fehlen die langen Folgen von Löschungen, dafür tauchen Kursorbewegungen auf, um eine Korrektur vorzunehmen.

LIBE MIT BÜRGA
ICH BIN 6 MEINE
ELTAN HABEN
WENCH GELT
ICH WILDEN
HOF STREUEN

Abb. 17: "MIT BÜRGA"

Key	Time Interval	Time	ASCII Code	Scan Code
Space	50	16733	32	57
Space	17	16750	32	57
H	255	17005	72	35
A	19	17024	65	30
B	51	17075	66	48
E	78	17153	69	18
N	26	17179	78	49
Space	33	17212	32	57
Space	12	17224	32	57
W	29	17253	87	17
E	52	17305	69	18
N	42	17347	78	49

C	35	17382	67	46
H	33	17415	72	35
Space	73	17488	32	57
Space	17	17505	32	57
G	233	17738	71	34
E	263	18001	69	18
L	135	18136	76	38
T	40	18176	84	20
Space	92	18268	32	57
Space	36	18304	32	57
I	579	18883	73	23
C	25	18908	67	46
H	18	18926	72	35
Space	51	18977	32	57
Space	38	19015	32	57
W	40	19055	87	17
I	15	19070	73	23
L	11	19081	76	38
D	274	19355	68	32
E	30	19385	69	18
N	33	19418	78	49
Space	40	19458	32	57
Space	8	19466	32	57
Lf arrow	304	19770	0	75
Lf arrow	15	19785	0	75
Lf arrow	12	19797	0	75
Lf arrow	14	19811	0	75
Lf arrow	73	19884	0	75
Space	55	19939	32	57
Space	29	19968	32	57

Abb. 18: EDV-Protokoll des Textes *"MIT BÜRGA"* (Ausschnitt)

Obwohl nur knapp ein Zehntel der Texte mit dem Programm NewsMaster geschrieben wurden, sind über 80% der Korrekturen hinter einem Satz dort vorgenommen worden. Wie auf S. 46 beschrieben, erfolgt die Kursorbewegung im Programm WriteON! ausschließlich mit der Maus. Genauer ausgedrückt, sie kann nur mit der Maus erfolgen. Eine alternative Steuerung mit den Richtungstasten ist nicht vorgesehen.

Ferner zeigte sich, daß die Kinder sehr schnell einige Vorteile der Programmbedienung durch die Maus nutzen (Wahl der Farbe, Schriftart usw). Es ist aber sehr umständlich bzw. fast unmöglich für sie, den sehr schmalen Kursor nur mit der Maus im Text korrekt zu positionieren. Es fällt ihnen dagegen sehr viel leichter, sich mit den Richtungstasten durch den Text zu bewegen, wie es in dem Programm NewsMaster vorgesehen ist. Die Benutzung der Richtungstasten erfolgt nahezu intuitiv durch die Kinder. Erklärungen zu ihrer Funktion waren kaum notwendig. Die Benutzung der Maus für die Kursorbewegung muß aber sehr intensiv geübt werden und bleibt - bei diesem Schreibprogramm - umständlich und zeitaufwendig. Dieser Aufwand ist z.T. so erheblich, daß die Kinder sogar erkannte Fehler vorübergehend stehen lassen, um sie später zu korrigieren. Oft blieben die Fehler dann stehen, weil sie vergessen wurden. Daß die Kinder so vorgingen, ist durchaus nachvollziehbar. Wer würde folgenden Aufwand in Kauf nehmen, um einen erkannten Fehler, der z.B. nur zwei oder drei Buchstaben zurückliegt, unmittelbar zu beseitigen:

- rechte Hand von der Tastatur nehmen und zur Maus führen
- die Maus in die Hand nehmen
- Mauskursor hinter dem Fehler und vor dem folgenden Buchstaben positionieren
- linke Maustaste drücken (Fehlversuche einmal ausgeschlossen)
- Hand von der Maus nehmen
- die Delete-Taste oben rechts auf der Tastatur drücken
- mit der rechten Hand wieder die Maus nehmen
- Mauskursor wieder am Textende positionieren
- die linke Maustaste drücken
- mit der Hand wieder zur Tastatur zurück.

Erst jetzt kann weitergeschrieben werden, wenn sie nicht vergessen haben, was sie schreiben wollten oder ihnen mittlerweile die Lust vergangen ist. Die beschriebenen Beobachtungen führen mich zu folgenden Hypothesen:

1. Die Schreibsoftware beeinflußt auch die Entwicklung des Schreibprozesses bei Schreibanfängern.
2. Die verwendete Schreibsoftware beeinflußt wesentlich die Untersuchungsergebnisse bei Schreibanfängern.

Für meine weitere Arbeit heißt das: festzustellen, welche Einflüsse auf die Schreibentwicklung und die Untersuchungsergebnisse durch die Eigenschaften der Schreibsoftware ausgeübt werden. Zum Abschluß möchte ich daher noch einmal darauf hinweisen,

- daß bei dieser Entwicklung die Einbettung des Computers in einen pädagogischen Kontext wichtig ist,
- daß die Kinder zuerst zu eigenen Ideen und Texten angeregt werden,
- daß die Rechtschreibung nicht als Voraussetzung zum Schreiben angesehen wird, und
- daß die Rechtschreibung nicht vernachlässigt wird, sondern am Ende eines Schreibprozesses steht und im Kontext des freien Schreibens beachtet wird.

Literatur

COHEN, R. (Hrsg.) (1987). *Les jeunes enfants, la découverte de l'écrit et l'ordinateur*. Paris: Presses Universitaires de France.

DAIUTE, C. (1985). *Writing and Computers*. Reading, MA: Addison-Wesley.

HART, B. (1989). An experiment to investigate the effect upon children's writing of unlimited access to word processors. In: *The Advisory Unit for Microtechnology in Education*. Hatfield.

POTTER, F. (1987). Word processing, autonomous learning and the Spellbank Project. In: TRUSHELL, J. (Hrsg.), *The Moving Cursor: A Word Processor in the Language Classroom*. Slough.

RUBIN, A. D. & BRUCE, B. C. (1985). QUILL: Reading and writing with a microcomputer. In: HUTSON, B. A. (Hrsg.), *Advances in Reading and Language Learning, Vol. 3*. Greenwich.

Schreibprozeß, Schreibentwicklung und Schreibwerkzeug
Theoretische Aspekte des Computergebrauchs im entfaltenden Schreibunterricht

Barbara Kochan

Der Frage, ob der Schriftspracherwerb durch Computernutzung unterstützt werden kann und soll, sind *andere Fragen vorgelagert*:

1. Welche Vorstellung haben wir vom *Ergebnis* des Prozesses, den wir Schriftspracherwerb nennen?

2. Wie stellen wir uns das *Fortschreiten* im Schriftspracherwerbsprozeß vor?

3. *Wodurch* wird ein solches Fortschreiten begünstigt, *unterstützt*?

4. *Welche Art Unterstützung* haben wir im Sinn:
   a) Unterstützung *durch individuelle Passung von Lernangeboten* zur Behebung spezifischer Defizite, die wir ermitteln, indem wir feststellen, was das Kind von dem, was es können sollte, noch nicht kann, also alsbald lernen soll? Oder:
   b) Unterstützung *durch Hilfeleistung bei selbstbestimmten Schreibhandlungen* des Kindes? (Was das Kind noch nicht kann, aber zur Ausführung seines Vorhabens - nach eigener Einschätzung - benötigt, tut jemand anders in seinem Auftrag.)

Erst nach einer Klärung solcher Grundfragen werden die vielfältigen Möglichkeiten, den Computer zur Unterstützung des Schriftspracherwerbs einzusetzen, diskutierbar, überprüfbar und bewertbar. Das erscheint als triviale

Selbstverständlichkeit. Dennoch, oder gerade deswegen, ist die Erörterung dieser Grundfragen so wichtig, weil sie nämlich durchaus unterschiedlich beantwortet werden. Nicht immer liegt die Antwort explizit vor. Oft steckt sie implizit in den Methoden oder in den Medien, die zur Unterstützung des Schriftspracherwerbs entwickelt oder auf ihre Wirksamkeit hin experimentell untersucht worden sind. Meinungsstreit über dieses oder jenes Detail ist müßig, solange wir uns nicht bewußtmachen, welche Differenzen über die genannten Grundfragen sich in ihm kundtun.

Zur Auslotung solcher Differenzen will ich beitragen, im Bemühen um Klärung unseres gemeinsamen Gegenstandes. Das ist zuallererst der Schriftspracherwerb und erst zuallerletzt der Computer.

Zur ersten Grundfrage: Welche Vorstellung habe ich vom Ergebnis des Prozesses, den wir Schriftspracherwerb nennen?

Meine Antwort lautet: Im Ergebnis können die Lernenden lesend und schreibend mit Schrift umgehen. Mehr noch: Sie *können* es nicht nur, sondern sie *tun* es auch, und zwar freiwillig, selbstbestimmt. Im Ergebnis nehmen die Lernenden als Leser und Schreiber, als literale Subjekte an Schriftkultur teil. In diesem Ziel herrscht gewiß Einigkeit. Differenzen können sich erst zeigen, wenn wir genauer sagen, wie wir uns die Prozesse vorstellen, präziser bestimmen, was genau also einer tut, der liest, der schreibt. Ich beschränke mich im folgenden auf das Schreiben.

Demzufolge enge ich die erste Grundfrage ein auf: *Was tut eigentlich jemand, der schreibt?* Er tut sehr viel mehr als das, was wir zuschauend beobachten können. Er jongliert mit mehreren Komponenten. In einem Modell zur Interaktion von Schreibkomponenten im Schreibprozeß stelle ich einen Schreibbegriff vor, der Schreiben als ein Wechselspiel kognitiver, technischer und sozialer Tätigkeiten erfaßt. Mit Hilfe des Modells lassen sich auch Besonderheiten des Schreibens mit Computer theoretisch bestimmen.

Die zweite Grundfrage - auf das Schreiben konzentriert - würde nun lauten: Wie stelle ich mir das Fortschreiten im Schreiben vor? Bei uns wird sie meistens folgendermaßen verstanden: Wie *werden* aus Erstkläßlern Schreiber? Ich formuliere mit Bedacht anders, nämlich so: *Wie entwickeln sich Kinder als Schreiber?* So formuliert, impliziert diese Frage auch diejenige nach Art und Zeitpunkt des Beginns kindlicher Schreibtätigkeit. Nach

Aussagen vorwiegend angelsächsischer Theorie und Empirie zur "Emerging Literacy" schreiben Kinder in schriftkulturellen Gesellschaften längst vor der Einschulung - allerdings auf ihre eigene Art. Diese gilt es wahrzunehmen und ernstzunehmen, statt sie lediglich als Vorformen zu apostrophieren und mittels Anführungszeichen ("schreiben") zu verniedlichen. Ich werde Schreibentwicklung als Prozeß der Entfaltung durch - ggf. unterstütztes - Schreiben skizzieren, nicht als Folge von Stufen, die erst zum Schreiben hinführen. Aus dieser Vorstellung heraus haben wir in der "Schreibwerkstatt für Kinder" an der TU Berlin ein Konzept entfaltenden Schreibunterrichts entwickelt, innerhalb dessen wir auch den didaktischen Ort des Schreibwerkzeugs Computer bestimmen.

Nun also zu meinem Modell zur Interaktion von Schreibkomponenten im Schreibprozeß (Abb. 1).

Mit dem Modell kennzeichne ich Schreiben als einen von innen nach außen gerichteten Prozeß, durch den sich Geist nach außen bringen läßt. Es ist ein geistiger, technischer und sozialer Prozeß. Auf den *geistigen Prozeß* verweisen zunächst die Komponenten

- Ideenflimmern
- internes Fassen
- Externalisieren.

(Die Teilkomponente Verschriften gehört insofern - teilweise - dem geistigen Prozeß an, als der Schreiber beim Verschriften sprachanalytisch tätig ist, indem er die Äußerung in lautliche Einheiten gliedert, denen er nach den orthographischen Regeln schriftsprachliche Einheiten zuordnet.)

Auf den *technischen Prozeß* verweist vor allem die Teilkomponente Verschriften insofern, als die zunächst gedachte Schreibweise sichtbar gemacht werden muß. Dazu bedarf es einer Technik, sei es des Führens eines Stiftes über Papier, sei es der Betätigung einer Maschine, die die Buchstaben nach Anweisung erzeugt.

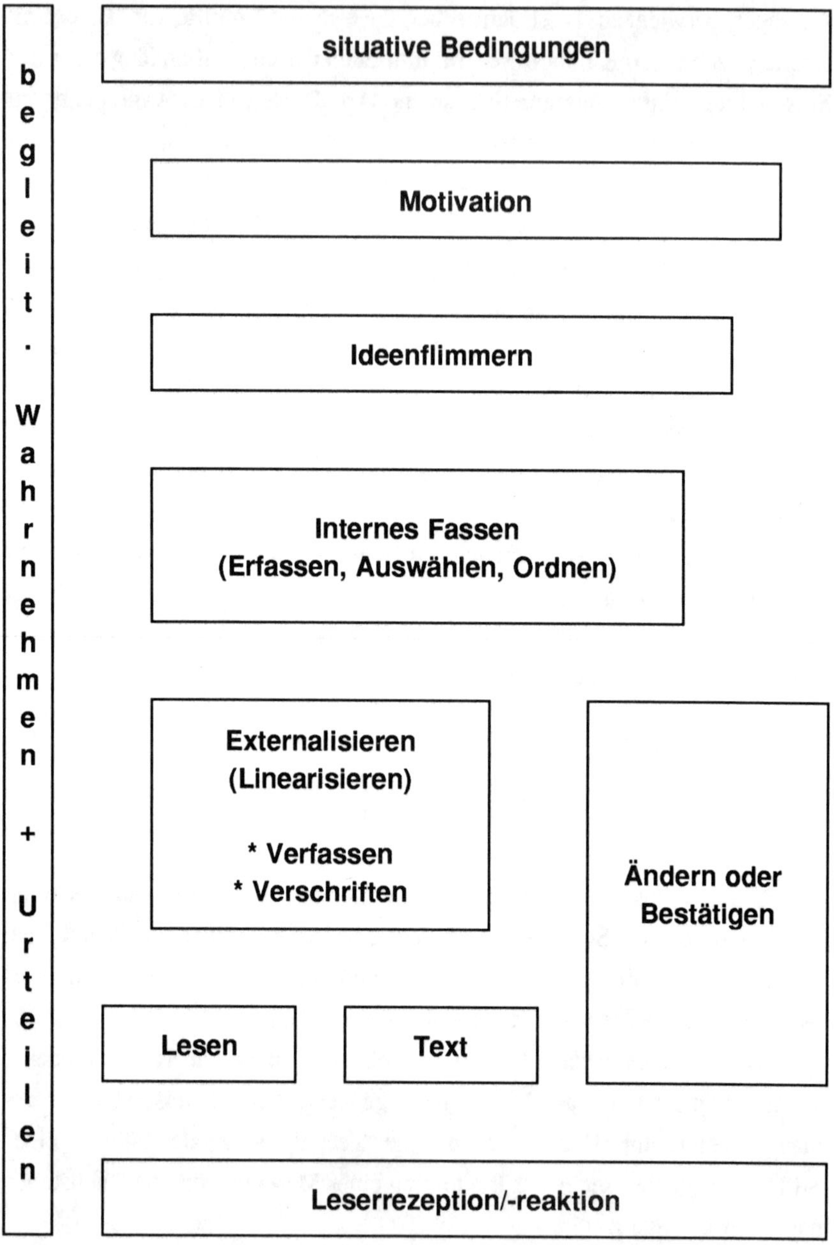

Abb. 1: Schreibprozeß-Komponenten - Interaktionen 1

Schreiben ist eine Form sozialer Praxis und erfolgt unter den Bedingungen eines schreibkulturellen Beziehungsgeflechtes. Auf diesen *sozialen Prozeß* verweisen u.a. die Komponenten

- situative Bedingungen
- Motivation (sofern sie kommunikativer Art ist)
- Leserreaktion.

So haben wir nun von innen (vom Ideenflimmern im Kopf des Schreibers) nach außen (zum Leser) voranschreitend dessen Reaktion erreicht. Die formelhafte Wendung "von innen nach außen" heißt aber auch: Der Schreiber begegnet seinen eigenen Gedanken in geäußerter Form, tritt in *geistige Interaktion mit sich selbst.* Verfolgen Sie dazu nochmals die schon genannten Komponenten abwärts bis hin zu "Text". Mit der Komponente "Text" ist nicht erst der fertige, sondern auch schon der entstehende Text gemeint. Die links daneben eingetragene Komponente "Lesen" und der senkrechte Balken "begleitendes Wahrnehmen und Urteilen" deuten Arten der Interaktion des Schreibers mit sich selbst an. Seinen entstehenden Text lesend, kann der Schreiber entweder zufrieden oder unzufrieden mit ihm sein. Das Quadrat rechts weist auf die Konsequenzen hin, die der Schreiber nun ziehen kann: "Ändern oder Bestätigen". Er kann den Text ändern, oder aber er kann zu anderen Gedanken gelangen. Dieses *Wechselspiel zwischen entstehendem Text und entstehenden Gedanken* meine ich mit Schreiben als geistige Interaktion mit sich selbst.

In diese Interaktion kann übrigens die Komponente "Leserreaktionen" durchaus schon einbezogen werden, während der Text noch entsteht. Schon der entstehende Text kann von jemandem gelesen werden; dieser Leser kann dem Schreiber zeigen, wie er das Textstück versteht, wie es auf ihn wirkt, auch welche Fragen es in ihm aufwirft. Diese Leserreaktionen kann der Schreiber beurteilen. Das kann den Schreiber auf neue Gedanken bringen, kann seine Motivation verstärken, aber auch mindern, kann neues Ideenflimmern auslösen, oder es kann zu präziserer Externalisierung des zuvor schon und noch immer Gemeinten veranlassen, also das Gemeinte bestätigen, aber zum Ändern der Formulierung anregen. Wechselwirkungen können sich zwischen allen Komponenten ereignen. Beim guten Schreiber ist das der

Fall. Insbesondere ist beim guten Schreiber die Komponente "lesen" ein Angelpunkt für eine Vielfalt von Wechselwirkungen mit den anderen Komponenten.

Das Modell zur Interaktion zwischen Schreibprozeß-Komponenten verweist auf ein *Spannungsverhältnis zwischen der rekursiven Flatterhaftigkeit des geistigen Prozesses und der linearen Struktur des Produktes,* des Textes. Herkömmliche Schreibtechnik, nämlich Schriftzeichen unmittelbar auf Papier zu fixieren, verlangt, daß der Schreiber seinen Text innerlich auf die Reihe gebracht hat, bevor er ihn zu Papier bringt. Nachträgliche Veränderungen sind ziemlich umständlich, jedenfalls verschandeln sie das Aussehen des Textes. Das Modell der Interaktionen zwischen den Schreibprozeß-Komponenten verweist also auch auf ein *Spannungsverhältnis zwischen der rekursiven Flatterhaftigkeit des geistigen Prozesses und der Linearität des herkömmlichen technischen Produktionsprozesses.*

Die Zwänge herkömmlicher Schreibtechnik zur Linearität gehören aber nicht notwendig zum Schreiben. Der Computer ermöglicht dem Schreiber gerade in dieser Hinsicht radikal andere Möglichkeiten. Am Computer muß der Schreiber das lineare Produkt nicht auf lineare Weise produzieren. *Der Computer ermöglicht dem Schreiber, den Prozeß der schreibtechnischen Produktion in Übereinstimmung, zumindest in größerer Übereinstimmung mit der rekursiven Flatterhaftigkeit des geistiges Schreibprozesses auszuführen.* Dadurch können die Interaktionen zwischen den vielfältigen Komponenten im Schreibprozeß angeregt und intensiviert werden. Das liegt an einigen *Besonderheiten* des Computers als Schreibwerkzeug:

Er präsentiert den entstehenden *Text in flexibler Form* erstmal auf dem Monitor. In diesem Zwischenstadium läßt sich der Text durch Löschen, Einfügen und Umstellen mühelos *kneten,* ohne daß die Leserlichkeit beeinträchtigt wird und ohne daß man - spätestens am Ende - alles nochmal sauber abschreiben muß. Man kann also erstmal - sehr nahe am Ideenflimmern - drauflosschreiben, schon die ersten Ideen in rudimentärer, jedenfalls vorläufiger Formulierung nach außen bringen und sich dann mit einem sichtbaren, nicht mehr flimmernd-flüchtigen Ergebnis auseinandersetzen und es vielfältig modifizieren. Die Komponente "internes Fassen" erhält eine äußere Unterstützung. Man muß nicht alles schon im Kopf erfassen, auswählen und ordnen. Zwar ist eine äußere Unterstützung dieser Komponente auch mit herkömmlicher Technik innerhalb gewisser Grenzen *möglich*, aber nur erfahrene Schreiber arbeiten tatsächlich mit diversen Notizzetteln, bauen Stichworte erst allmählich aus, erproben unterschiedliche Fassungen. Die flexible Textpräsentation auf dem Monitor erleichtert jederzeit Änderungen (nicht nur Korrekturen) am Text, während des Entstehens und auch noch nachdem der Schreiber seinen Text für fertig erklärt hat. Die schreibtechnischen Konsequenzen aus kritischem Lesen des soweit geschriebenen Textes sind am Computer nicht so gravierend, daß man es schon aus Scheu vor ihnen lieber gleich unterläßt. Der Computer lädt den Schreiber geradezu zum kritischen Lesen ein und unterstützt auf diese Weise die Bereitschaft, ggf. Änderungen vorzunehmen; wohlgemerkt: nicht nur am Text, sondern ggf. auch an den eigenen Gedanken. Der Computer kann also insbesondere das Ideen hervorbringende, Gedanken klärende Schreiben unterstützen, eine Art des Schreibens, bei der die Gedanken allmählich verfertigt werden. (Dies ist übrigens ein wichtiges Kriterium zur Unterscheidung von Schreibmodellen: ob die "Bewußtseinsinhalte" den weiteren Komponenten als vorgelagert oder auch als deren Ergebnis beschrieben werden, ob also die Bewußtseinsinhalte nur als eine Sollvorstellung gesehen werden, die in einen schriftlichen Text zu übersetzen ist, oder ob sie auch als unvorhergesehenes Ergebnis des Schreibens berücksichtigt werden.)

Es wurde bereits hervorgehoben, daß der Schreiber am Computer das lineare Produkt "Text" *nicht* auf lineare Weise erzeugen muß, sondern es auch technisch so rekursiv flatterhaft hervorbringen kann, wie sich sein Geist bewegt. Zu diesem Vorzug gesellt sich - in scheinbarer Paradoxie - ein weiterer: Der Computer erlaubt *auch* eine *andere Art der Linearität* des Schreibens, nämlich ein Entzerren einzelner Schreibkomponenten in ein Nacheinander. Er erlaubt eine *nachträgliche Linearität.* Das komplexe geistige Jonglieren mit der Suche, dem Erfassen, Auswählen und Ordnen von Ideen, mit dem Formulieren, mit dem Verschriften kann der Schreiber am Computer in verschiedene Durchgänge auflösen, bei denen er sich jeweils auf nur eine Komponente oder einen Teilbereich einer Komponente konzentriert. (Die Komponenten in meinem Modell lassen sich durchaus noch feiner aufgliedern. Aus Gründen der Übersichtlichkeit habe ich das hier nicht ausgeführt.) Der Schreiber kann sich bei einem Durchgang z.B. auf seinen Ideenfluß konzentrieren, ohne zugleich auch etwa dem Ausfeilen der Formulierung Aufmerksamkeit zu widmen. Bei einem späteren Durchgang kann er am sprachlichen Ausdruck arbeiten, ohne sich dabei von Unsicherheiten hinsichtlich Grammatik, Orthographie, Interpunktion stören zu lassen. Mit denen kann er sich später gesondert befassen.

Erwähnenswert ist auch die Tatsache, daß beim Schreiben am Computer jegliche Bemühung um ein *leserliches Schriftbild* entfällt, die sich - bei herkömmlicher Schreibtechnik - hemmend auf die Bewältigung der höheren Komponenten auswirken kann, und zwar auf zweierlei Art:
- Fall 1: Der Schreiber konzentriert sich mit Erfolg auf eine leserliche Handschrift. Das bindet Aufmerksamkeit, die er dem Formulieren oder dem Rechtschreiben entgegenbrächte.
- Fall 2: Der Schreiber jagt so sehr seinem Ideenfluß oder einer in Gedanken schon gelungenen Formulierung nach, daß darunter die Handschrift leidet. Er kann sie schließlich selbst kaum noch entziffern. Das wiederum beeinträchtigt ihn beim kritischen Lesen seines Textes. Er muß sich so sehr auf das Entziffern konzentrieren, daß er sich inhaltlichen oder sprachlichen Fragen nicht genug zuwenden kann.

Die Schrift auf dem Monitor wird durch einfache *Motorik per Tastendruck* erzeugt. Die Buchstaben braucht der Schreiber nur *auszuwählen*, er muß sie nicht selber formen. Die Schreibbewegung ist *form-auslösend, nicht form-vollziehend.* Mehr noch: Nicht nur, welche Buchstaben jeweils erzeugt werden sollen, auch ihr Aussehen kann der Schreiber am Computer - über die Grenzen seiner manuellen Gestaltungsfähigkeit hinaus - bestimmen: durch Auswahl unter den Schriftarten, die das Textverarbeitungsprogramm anbietet. Und: Die Schriftart ist auch nachträglich noch änderbar.

Sogar die *Plazierung des Textes* auf dem Blatt ist am Computer änderbar. Zu keinem Zeitpunkt ist sie technisch endgültig. Sie muß also nicht schon vor dem Verschriften unwiderruflich bedacht worden sein. Über die Endgültigkeit der äußeren Erscheinung des Textes befindet der Schreiber, *ohne durch zuvor getroffene Entscheidungen festgelegt zu sein.*

Die bisher erwähnten Besonderheiten des Schreibwerkzeugs Computer zusammenfassend, läßt sich sagen: Am Computer sind alle Entscheidungen im Verlauf eines Schreibprozesses, nicht nur die über Schriftart und Layout, vorläufig, bleiben revidierbar. Der am Computer entstehende Text ist nicht so wirklich wie der mit der Hand oder einer herkömmlichen Schreibmaschine entstehende. Man könnte sagen: Der Computer nimmt den entstehenden Text nur als möglichen Text an, verleiht ihm *Vorschlagscharakter*, unterbreitet ihn also zugleich wiederum dem Schreiber als ein Angebot - zur Überprüfung, so lange *bis der Schreiber einverstanden ist* (sofern kein Termindruck diesen Prozeß beendet). Der Computer ermöglicht also ein *hohes Maß an willentlichem Einfluß des Schreibers* auf seinen Text.

Das heißt auch: Der am Computer verfaßte Text ist kein Dokument, kein Protokoll des Entstehungsprozesses. (Daß mittels spezieller Programme der Ablauf der Eingaben und Löschungen - sogar in Echtzeit - protokolliert und rekonstruiert werden kann, ist eine forschungstechnische Besonderheit, die nicht das übliche Schreiben am Computer charakterisiert.) Normalerweise kann der Schreiber am Computer alle Spuren des Schreibprozesses tilgen, die er getilgt haben will. Dem Produkt sind dann Umwege und korrigierte Irrtümer nicht mehr anzusehen. In diesem Sinne kann man von einer gewissen *Diskretion* des Schreibwerkzeugs Computer sprechen.

Ich habe Schreiben als geistigen, technischen und sozialen Prozeß bezeichnet. Bis jetzt bin ich - was das Schreiben am Computer angeht - nur auf Besonderheiten bezüglich der technischen und der geistigen Dimension des Schreibens eingegangen. Aber es gibt auch Besonderheiten des Schreibens am Computer hinsichtlich der *sozialen Dimension* des Schreibens:

a) Das gedruckte "Outfit" des fertigen Textes hat nicht die Intimität handgeschriebener Texte und sieht veröffentlichten Texten noch ähnlicher als schon ein Typoskript herkömmlicher Art. Das *öffentlichkeitsgeeignete Aussehen* des ausgedruckten Textes kann dazu animieren, den Text mehreren Lesern zugänglich zu machen. Der Computer erzeugt kein "Original", sondern *"Exemplare"* in tendenziell beliebiger Anzahl. Das kann den Radius schriftlichen Kommunizierens vergrößern, die sozialen Kontakte mittels Schreiben vermehren.

b) Die Techniken der elektronischen *Datenfernübertragung* eröffnen zudem völlig neue Arten sozialer Beziehungen durch Schreiben. Es bedarf keines Ausdrucks auf Papier mehr, dessen Transport einen Zeitunterschied zwischen Absenden und Empfangen mit sich bringt. Statt dessen kann der Schreiber *zeitgleich* mit dem Adressaten in Kontakt treten: Der

Adressat kann sich sofort rückäußern. Man kann quasi schriftlich miteinander telefonieren. Die ggf. weit entfernten Partner sehen den Text des anderen auf ihrem Monitor entstehen. Sie können einander *nicht nur antworten, sondern auch jeweils eingreifen* in den Schreibprozeß des Partners, also auch in dessen allmähliche Verfertigung seiner Gedanken beim Schreiben. (In Deutschland hat das preistreibende Postmonopol die Verbreitung dieser schriftlichen Kommunikationstechnik gehemmt. So mag es dem Leser weit hergeholt erscheinen, diese hierzulande exotisch erscheinende Technik im Zusammenhang mit der Frage nach Möglichkeiten der Unterstützung des Schriftspracherwerbs - noch dazu bei Kindern - überhaupt zu erwähnen. Aber anderswo, z.B. in England, wird e-mail längst auch im Grundschulunterricht genutzt, und zwar schon seit Mitte der achtziger Jahre.)

c) Aber auch ohne e-mail-Anschluß fordert der Computer zum *kooperativen Schreiben* heraus. Der kanadische Schriftspracherwerbs-Experte Frank SMITH hält das computerunterstützte kooperative Schreiben für "die dramatischste Entwicklung in der Schreibtechnologie, seit es Individuen überhaupt möglich ist zu schreiben" (1988, S. 89). Gewiß, auch mit dem handgeführten Stift auf Papier *kann* man zu zweit (oder mehreren) gemeinsam einen Text verfassen. Aber der Computer erleichtert, ja verändert die Kooperation: Der Monitor zeigt den entstehenden Text beiden Verfassern gleichermaßen; selbst während einer schreibt, bleibt der Text auch für den anderen sichtbar, sein Entstehen verfolgbar - weder Hand noch Kopf oder der übers Papier gebeugte Oberkörper verdecken den Text zeitweilig. Die Schrift am Monitor bleibt einheitlich, unabhängig davon, wer gerade schreibt. Daß die technisch bedingte elastische Erscheinungsform des Textes schreibtechnisch bedingte Änderungshemmungen vermindert, erleichtert Co-Autoren das Ineinandergreifen ihrer Ideen, ihrer Formulierungen, überhaupt ihrer schriftsprachlichen Kompetenzen. Indem der Text auf dem Monitor stets Vorschlagscharakter behält, bringt er beim kooperativen Schreiben Vorschläge miteinander ins Gespräch. Schreiben ereignet sich dabei nicht nur im stummen Dialog des Verfassers mit sich selbst, sondern die Entscheidungen, die beim Schreiben zu treffen sind, kommen zur laut geäußerten Zwiesprache zwischen den Mitverfassern. Nicht erst der Text, das Produkt, sondern schon das Schreiben, der Prozeß wird verhandelbar.

Damit habe ich nun - bezugnehmend auf die erste Grundfrage - meine Vorstellung vom Ergebnis des Prozesses, den wir Schreibenlernen nennen, beschrieben.

Bezüglich des zweiten Grundproblems stellt sich die Frage: *Wie entwikkeln sich Kinder als Schreiber?* Deutlicher: Wie entwickeln sich Kinder als Autoren? In dieser Frage steckt die These: Kinder kommen als Schreiber (und Leser) in die Schule, allerdings unter der Voraussetzung, daß sie in einer Schriftkultur aufwachsen und ihnen ihre frühen Schreib- und Leseaktivitäten nicht schon wieder ausgetrieben worden sind. Ich behaupte, daß Kinder in schriftkulturellem Milieu lange vor Schuleintritt im komplexen Sinne meines Modells schreiben. Sie lösen dabei im Prinzip dieselben Probleme, die ein erfahrener Schreiber zu lösen hat. Gewiß, sie lösen sie anders - funktional zu ihrer jeweiligen Erfahrung. Eben das tun wir als Schreiber auch: Wir lösen die Probleme im Schreibprozeß funktional zu unserer Erfahrung mit dem Schreiben. *Kinder sind weniger erfahrene Schreiber, aber sie sind Schreiber, sobald sie... Eben das ist die Frage, auf die eine zufriedenstellende Antwort noch zu suchen ist.*

Jerome HARSTE, Virginia WOODWARD und Carolyn BURKE, die in ihrem 1984 erschienenen Buch "Language Stories and Literacy Lessons" eine Fülle von Schreibbeispielen etwa drei- bis achtjähriger Kinder als Ergebnis komplexer Schreibhandlungen interpretieren, halten sich an die Bezeichnung, die das Kind selber seiner Tätigkeit gibt. Der dreijährige *Terry* z.B. *unterscheidet Malen und Schreiben* (Abb. 2). Er hat einen gedanklich-sprachlichen Inhalt sequentiell angeordnet und linear verschlüsselt, wobei er der Schreib- und Leserichtung unseres Schriftsystems folgt.

Die Autoren dokumentieren die Entstehung der beiden Produkte in je drei Stadien (Abb. 3 und 4). Besonders bemerkenswert finde ich, daß Terry die *Linearität* des Schreibens mit herkömmlichen Schreibwerkzeugen erfaßt hat:

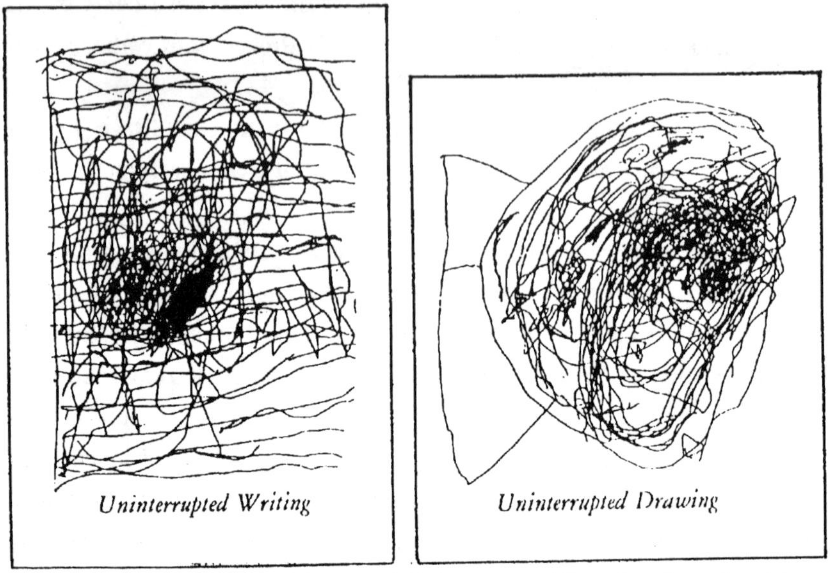

Abb. 2: "Uninterrupted Writing and Uninterrupted Drawing Samples (Terry, Age 3)" (aus: HARSTE, WOODWARD, & BURKE, 1984, S. 16)

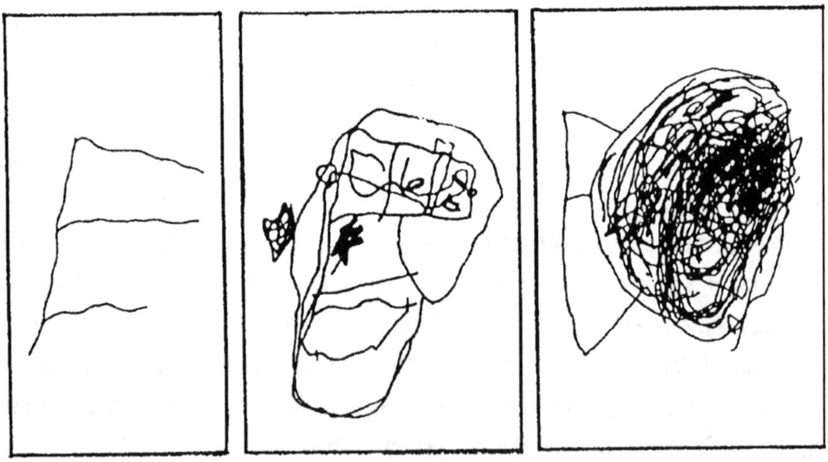

Step 1 *Step 2* *Step 3*

Abb. 4: "Steps in Uninterrupted Drawing (Terry, Age 3)" (aus: HARSTE, WOODWARD, & BURKE, 1984, S. 18)

The first four marks Terry made in Uninterrupted Writing form the letter *E*, which Terry says is his name. Note that at age 3, Terry has invented a mark which he takes to represent his name. Later, we will

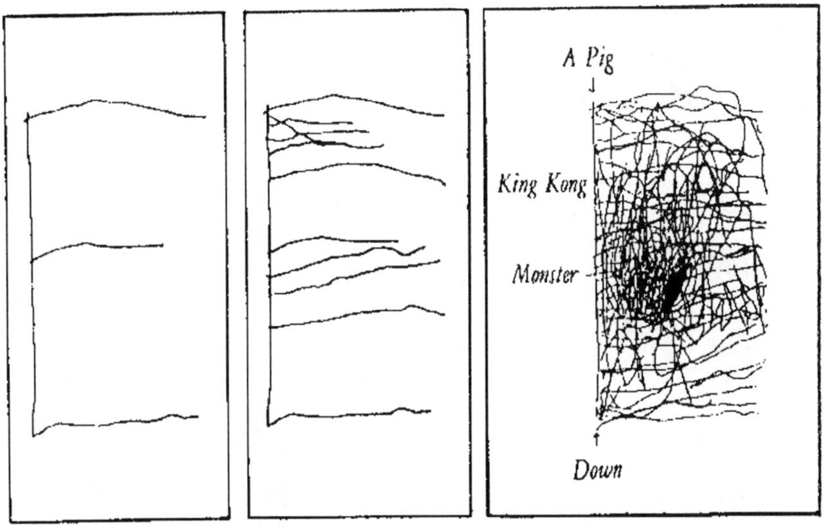

Abb. 3: "Steps in Uninterrupted Writing Task (Terry, Age 3)" (aus: HARSTE, WOODWARD, & BURKE, 1984, S. 17)

show that Terry consistently uses this mark to sign his name across written language encounters. Terry added a few more lines (Step 2). Significantly, these markings are linear, and, as is illustrated in Figure 2.5 (*hier Abb. 4*), quite different from the lines he added during Uninterrupted Drawing. Terry wrote for twenty five minutes in producing the product in Figure 2.4 (*hier Abb. 3*). When asked to read what he had written (Step 3), Terry read, "A pig ... King Kong ... Monster ... (and) Down," pointing to the places marked in Figure 2.4.

Terry's Uninterrupted Drawing contrasts sharply with his writing. Art for Terry is global and circular and as such, contrasts with the linearity of what writing is for him. Terry began his self-portrait with the letter *E* (Step 1). Interestingly, Terry's art, like his writing, also evolved from the letter *E*, his name. Terry's subsequent decisions here, however, are quite different from those he made during writing, as is illustrated in his emerging product (Step 2).

(aus: HARSTE, WOODWARD, & BURKE, 1984, S. 17)

Schon Drei- bis Vierjährige können schreibend verschiedene *Textarten unterscheiden*: Die dreijährige *Hannah* schreibt einen *Einkaufszettel* anders als eine *Geschichte* (s. Abb. 5).

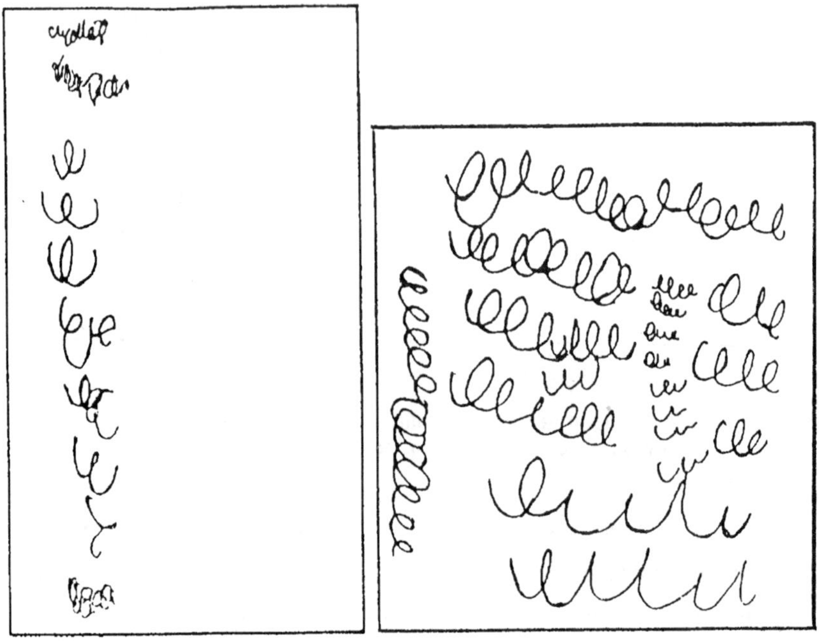

Abb. 5: "Uninterrupted Writing: Shopping List & Story (Hannah, Age 3)" (aus: HARSTE, WOODWARD, & BURKE, 1984)

Die vierjährige *Megan* schreibt einen *Brief* anders als eine *Geschichte* (Abb. 6).

> Megan, age 4, wrote a personal letter and a story on two separate sheets of paper using a wavy up-and-down script to placehold her texts. When asked to read her letter she read, "Dear Mary, I hope you bring me here every day, The end. Megan." When asked to read her story Megan read: "Once upon a time there was a ghost. Three ghost family. One day they went out for a walk. They honked the horn cause they saw Mrs. Wood and said 'Hi', then they went back to Mrs. Corners and they honked the horn and sa-said 'Hi'.' The End." While the physical products which Megan produced do not look like a letter or a story to our conventional

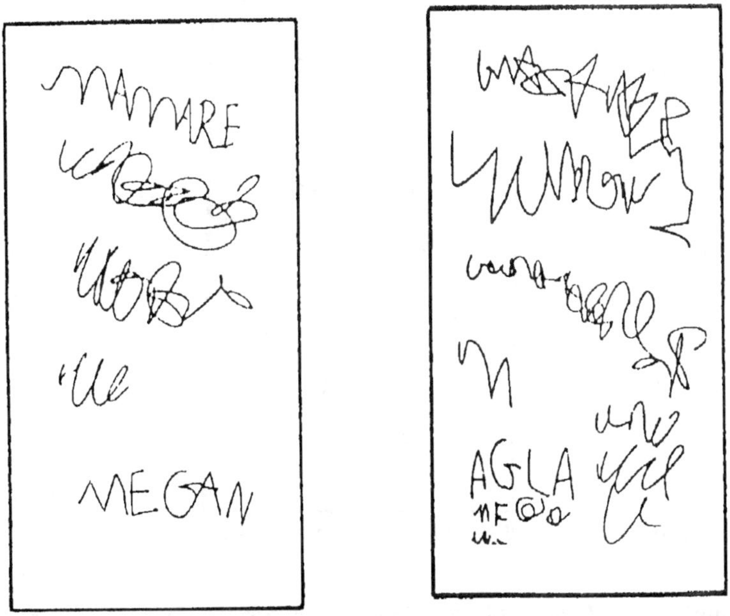

Abb. 6: (aus: HARSTE, WOODWARD, & BURKE, 1984)

> eyes, it's important to understand that for Megan, these sets of markings had particular meanings which closely correspond to our conventions for how the print in letters, as opposed to print in stories, operates.

Die dreijährige *Lisa* verknüpft bereits die *Lautung* mit ihrem Schreiben (Abb. 7).

> Lisa, age 3, was asked to write her name. She did so using a series of five *l*'s. When asked to read what she had written, Lisa pointed to the first *l* and said "My"; then pointing to the second *l*, she said, "name", the third, "is", the fourth, "Li", the fifth, "sa". Lisa's "My name is Lisa" response demonstrates her active testing of the hypothesis that oral language maps onto written language following a one mark per one syllable rule. Lisa's decision to use *l*'s as opposed to some other marking is no doubt influenced by the physical form of her written name and demonstrates the orchestrated complexity of the child's hypothesis testing in writing.

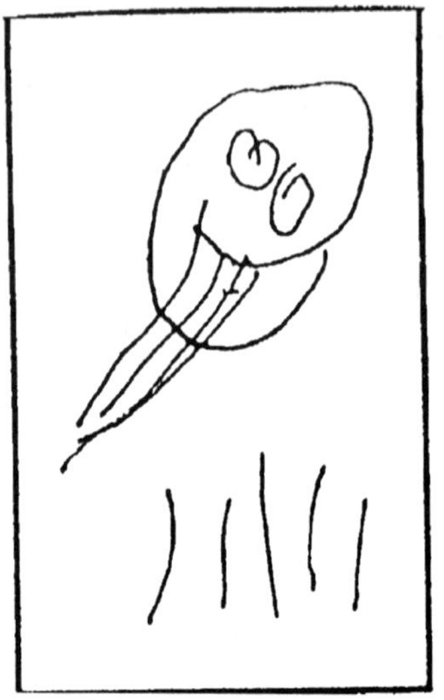

Abb. 7: (aus: HARSTE, WOODWARD, & BURKE, 1984, S. 87)

Die fünfjährige *Beth* (Abb. 8) nimmt *ihren Produktionsprozeß begleitend wahr und urteilt darüber;* sie *liest* in ihrem entstehenden Produkt (auch *kritisch*); Sie geht *rekursiv* vor, indem sie in Gedanken auf bereits Produziertes zurückkommt; außerdem konstatiert sie *punktuellen Übungsbedarf* und legt tatsächlich eine Übungsphase ein. Aus der Betrachtung des Produkts erschließt sich das allerdings nicht.

Darum zitiere ich aus einer Paraphrase des Entstehungsprotokolls: "Beth beginnt damit, eine Sonne und ein Haus zu zeichnen (...). Sie schreibt ihren Namen (...) und verkündet, sie könne ihn auch noch auf eine andere Art schreiben. Daraufhin schreibt sie ihren Namen noch einmal mit verändertem "e" (...). Sie schreibt "David Dansberger" und fügt erklärend hinzu, dies sei der Name ihres Bruders. Sie will auch "Jeff" schreiben, den Namen ihres anderen Bruders, *findet aber, ihr "J" sähe nicht richtig aus*: "That doesn't look right!" Sie versucht, das "J" mit dem Finger *auszuradieren*. Anschließend zeichnet sie David: "This is David." *Sie beginnt, auch Jeff zu zeichnen, doch dann fällt ihr plötzlich mit einem "Oops!" ein, daß sie seinen Namen nicht fertig geschrieben hat.* Sie entscheidet, nun auch das Bild nicht fertig zu zeichnen... Beth plant danach, ihr Alter zu schreiben, "5". Mit der 5 *nicht zufrieden*, schreibt sie sie darunter noch einmal und hält inne. Schließlich

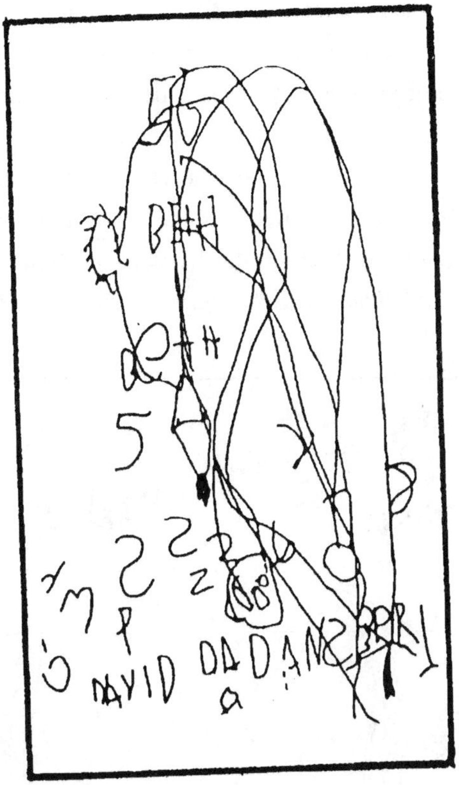

Abb. 8: "Uninterrupted Story Writing (Beth, Age 5)" (aus: HARSTE, WOODWARD, & BURKE, 1984, S. 113)

beginnt sie, Zahlen rückwärts zu sagen und zu schreiben: "8, 7, 6, 5". Die 5, wieder nicht zu ihrer Zufriedenheit gelungen, wird geübt. Sie spricht dabei "5, 5, 5, 5". Zuletzt zuckt sie mit den Schultern, und während sie schreibt, spricht sie "4, 3, 2, 1, Zero, Blast off!" - nach der Zündung ihrer imaginären Rakete zeichnet sie diese hastig in die Mitte des Bildes und vervollständigt ihr Bild, indem sie den schnellen, rotierenden Flug der Rakete zeichnet... Sie unterlegt ihn mit Geräuschen..." (ZERNDT, S. 157f; Hervorh. BK).

Vor diesem Hintergrund lasse ich nun Kinder aus unserer Schreibwerkstatt zu Wort kommen: Wir stellten einigen *Erstkläßlern* in der ersten Sitzung die Frage: "Seit wann schreibst du schon?" Übereinstimmend antworteten die Kinder: "Ich kann *noch nicht* schreiben. Das lernen wir doch erst, jetzt in der Schule." Zufällig war die *fünfjährige Silke* dabei. Sie antwortete:

"Ich schreib *schon lange*, aber mein Bruder versteht die Bedeutung immer nicht." In dieser vorschulischen Selbsteinschätzung sollte der Erstunterricht die Kinder *unterstützen*, statt - wie es leider noch immer verbreitet ist - erschüttern. Auch jegliche Form der Unterstützung des Schreibenlernens durch Computer - so meine ich - muß diesem Anspruch gerecht werden.

Björns Lehrerin läßt die Kinder *als Schreiber und Leser eigene Erfahrungen sammeln* (Abb. 9). Sie läßt die Kinder *von Anfang an eigene Texte verfassen und der individuellen Erfahrung gemäß verschriften.*

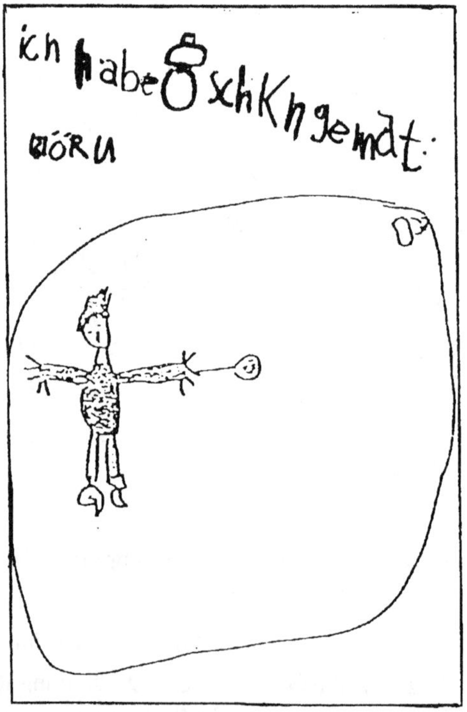

Abb. 9: (aus SPITTA 1985, S. 51)

Was die Schulanfänger zur weiteren *Entfaltung* ihrer Schreibfähigkeit in der Schule brauchen, ist ein schreibkultureller Kontext, in dem sie *schreibend etwas meinen* dürfen. Entfaltender Schreibunterricht *unterstützt* die Kinder während des Schreibprozesses so, daß sie sich als Schreiber allmählich *vervollkommnen* können. Schreiben ist wie Sprechen *geistige Lebensäußerung im sozialen Feld.* Beides lernt man durch die soziale Praxis. Lehrerinnen und Lehrer sollten ihren Unterricht so gestalten, daß Kinder darin als freie Autoren, also als Subjekte, selbstbestimmt eigene Schreibziele verfolgen können. Dieser Gedanke ist in Deutschland gar nicht neu; er ist in Vergessenheit geraten bzw. unterdrückt worden. Ich zitiere Karl Gottlieb HORSTIG aus dem Jahr 1796:

> "Sind die Schüler so weit gebracht worden, daß sie alle Buchstaben ohne Ausnahme machen können, so wird der Lehrer wohlthun, wenn er sie nicht mit Vorschriften an das gedankenlose Nachschreiben gewöhnt, welches allenfalls für künftige Schreiber oder Copisten, die sich ganz besonders auf das Schönschreiben legen wollen, nicht aber für künftige Bürger von Nutzen seyn kann. Die Schüler müßen selbst schreiben lernen. Sie müßen sich allein die Worte erfinden, die sie mit den gelernten Buchstaben ausdrücken wollen. Dadurch wird ihnen der wahre Nutzen des Schreibens begreiflich gemacht, und das Schreiben selbst aus einer mechanischen, geistlosen Beschäftigung in eine Verstandesübung verwandelt. Die künftigen Bürger lernen ja nicht deswegen schreiben, um künftig einmal nach Vorschriften schreiben zu können; sie lernen vielmehr darum schreiben, um einmal in der Folge ihre Gedanken schriftlich auszudrüken und andern mitzutheilen. Laße man also doch die Kinder schreiben, was sie nur wollen."

Fast 200 Jahre ist das her...

Aber unsere heute vorherrschender Erstschreibunterricht strebt Alphabetisierung an, statt die längst vor Schuleintritt beginnende Literalität der Kinder weiterzuentwickeln. Statt die Kinder Schreibkultur erfahren und entfalten zu lassen, nimmt man - zu Unrecht - an, aus der Beherrschung der *Kulturtechnik* Schreiben ergebe sich die Teilnahme an der *Schreibkultur* wie von selbst. Man übersieht dabei, daß eine aus dem kulturellen Kontext herausgerissene Vermittlung der Technik das Scheitern schon in sich trägt - es sei denn, die Kinder können den Mangel an Kontext anderswo kompensieren, z.B. im Elternhaus. Beispielhafte schreibkulturelle Konzepte und Vorschläge zur Entfaltung des Schreibens im Anfangsunterricht (Klasse 1 und 2) haben vor allem SPITTA (1985, 1987) und DEHN (1990, 1991) erarbeitet, erfreulicherweise mit zunehmendem Einfluß auf die Unterrichtspraxis. Die meisten der - in Deutschland noch spärlichen - Beiträge zum Einsatz des Computers beim Schriftspracherwerb setzen dennoch auf ein Training von kulturtechnischen Teilfertigkeiten (z.B. Laut-Buchstabe-Zuordnung; Rechtschreibübungen).

Was ein Unterricht, der die Kulturtechnik Schreiben nicht innerhalb lebendiger Schreibkultur vermittelt, ungewollt anrichten kann, illustriert das Beispiel Svens, eines der Erstkläßler in der Schreibwerkstatt für Kinder an der Technischen Universität Berlin. Norbert KÜHN (in diesem Band) berichtet davon. Darum rufe ich es hier nur kurz in Erinnerung: Entsprechend unserer Arbeitsweise in der Schreibwerkstatt hatten wir auch der Erstkläßlergruppe weder Aufgaben noch Themen gestellt. Unser Anstoß für die Schreibaktivitäten der Kinder beschränkte sich auf den Impuls (in der ersten Sitzung): "Wir glauben, daß ihr zusammen ein Buch machen könnt. Hier ist allerlei Werkzeug dazu. Wenn ihr uns braucht, helfen wir euch." Statt der von uns erwarteten eigenen Wörter und Texte schrieb Sven anfangs immer nur Fibelsätze auf wie z.B. "Timo im Zoo". Damit brachte er nichts Inneres nach außen. Schreiben hieß für Sven, von außen an ihn herangetragene Wörter wiederzugeben. Nicht einmal eine Verbindung des Geschriebenen zum eigenen Sprechen stellte er her. Er würde nie *sagen*: Timo im Zoo. Erst als wir auf solche Sätze so reagierten, *als ob* sie sich auf Svens Erleben bezögen, gelang der Durchbruch, indem er mit den - notwendigerweise normabweichend geschriebenen - Wörtern "Afe", "Lejpt" und "Elfant" etwas meinte und mitteilen wollte, also endlich von innen nach außen schrieb. Ich bin überzeugt davon, daß er das - wie seine jüngere Schwester Silke, die ich schon zitiert habe - schon getan hat, bevor er dieses Selbstvertrauen durch einen Erstunterricht verloren hat, der an der orthographischen Schreibweise vorgegebener Wörter ansetzt, statt an Schreibhandlungen im sozialen Raum.

Zurückgreifend auf meine These: "Kinder kommen als *Autoren* in die Schule" muß ich nun auf das ABER zu sprechen kommen, das den Unterricht herausfordert: Kinder kommen als Autoren in die Schule, aber ihre *Sekretär*sfertigkeiten reichen nicht aus, um sich verständlich zu machen oder um überhaupt alles zu Papier zu bringen, was sie mitteilen möchten. Ihre Texte sind kurz, nicht weil sie nicht mehr zu sagen hätten, sondern weil ihnen die Hand wehtut, bevor sie fertig sind. Ihre Texte sind dürftig, nicht weil ihnen der Wortschatz oder die Formulierungsfähigkeit fehlt, sondern weil sie sich der Erwartung gegenübersehen, sie müßten die Wörter vorschriftsgemäß schreiben.

Statt sie in isolierten Sekretärstätigkeiten *vorab* zu *trainieren*, sollte die Schule die Kinder *während* selbstbestimmter Schreibprozesse auf der Sekretärsebene so weit wie nötig *unterstützen*. Dafür gibt es eine Vielfalt von Möglichkeiten:

Möglichkeit 1:

Die *Lehrerin* stellt sich *als Sekretärin* zur Verfügung, sie läßt das Kind also diktieren. (Die Sekretärsrolle kann nach und nach auch von fortgeschrittenen Kindern übernommen werden.)

In der Schreibwerkstatt diktierte uns die fünfjährige *Silke* zahlreiche Geschichten. Sie stellte diktierend unter Beweis, daß sie imstande ist, Geschichten zu verfassen (die bei den andern Kindern in der Gruppe sehr beliebt waren und in das gemeinsame Buch aufgenommen wurden). Silke hat auf diese Weise erfahren:

- Schreiben heißt, eigene Gedanken zu Papier bringen. Silke war - wenn ihre Geschichten vorgelesen wurden - geradezu fasziniert davon, daß die Buchstaben ihre Geschichte festhalten und wortwörtlich wiederholbar machen. Immer wieder murmelte sie bestätigend vor sich hin: "Ja! Ja, so war's. So heißt es in meiner Geschichte. Ja - genau!!!"

- Das Umsetzen der diktierten Wortfolge in Buchstaben dauert länger als das Aussprechen. Man muß also die zu schreibende Wortfolge beim Schreiben dem Sekretär (oder später sich selbst) so langsam "vorsagen", daß er schreibend "mitkommt"; aber man darf nicht etwa inzwischen die der Verschriftung schon vorauseilenden Gedanken und Formulierungen vergessen. Silke kann beim Diktieren lernen, ihren Gedankenfluß dem Schreibtempo anzupassen.

Eine Kostprobe von Silkes Autorfähigkeiten (in der von Silke für den Abdruck im gemeinsamen Buch der Kinder gewünschten äußeren Form) zeigt Abbildung 10.

DIE KUH VERREIST

DIE KUH, DIE SAGT AUF DEM BAUERNHOF: "ICH MAG MAL GERNE WIEDER VERREISEN. UND DAZU MUß ICH ERST DIE KOFFER PACKEN UND DEN BAUERN FRAGEN." DENN SAGTE DER BAUER: "JA, ICH MAG DICH BIS ZUM BAHNHOF FAHREN." UND DA STIEG DIE KUH IN DEN ZUG EIN, UND DER BAUER WINKTE.

UND DIE KUH HATTE NOCH EIN KIND, UND DAS KIND, DAS WINKTE DEM BAUERN AUCH ZU, DENN SAGTE DER BAUER NOCH EINMAL: "MENSCH, KOMM GUT AN." UND DENN IST DER ZUG AUCH SCHON LOSGEFAHREN. UND DER BAUER HAT EIN BIßCHEN GEWEINT UND HAT GESAGT: "HÄTTE ICH DIE BEIDEN DOCH NICHT FAHREN LASSEN. ZU ESSEN KRIEGEN SIE DOCH BESTIMMT DA."

AM NÄCHSTEN MORGEN HABEN DIE ANDEREN KÜHE DEM BAUER GESAGT, DAß SIE AUCH VERREISEN WOLLEN. UND DAS HAT GEKLAPPT. UND DA HABEN DIE DEN ZUG UND DIE KUH AUCH NOCH GETROFFEN. UND DENN SIND SIE ALLE ZUSAMMEN GEREIST ZU DER OMA, UND DIE ANDEREN KÜHE HATTEN AUCH NOCH KINDER.

UND ALS DIE WIEDER ZU HAUSE WAREN, WAR ES MORGENS. UND DENN HABEN DIE FUTTER GEKRIEGT, UND DENN HABEN DIE ZUSAMMEN GESPIELT. "MENSCH ÄRGER DICH NICHT" HABEN DIE GESPIELT. ALS SIE FERTIG WAREN, HABEN SIE GESAGT: "SO MUTTER, JETZT GEHEN WIR ZUM KINDERLADEN." UND DENN HABEN ALLE KÜHE GESAGT: "HURRA, WIR KRIEGEN NOCH ESSEN." UND DAS ESSEN HAT IHNEN GUT GESCHMECKT.
NACH DEM KINDERLADEN HABEN ALLE GESAGT: "ICH WÜRDE GERNE NOCHMAL GEHEN."

SILKE

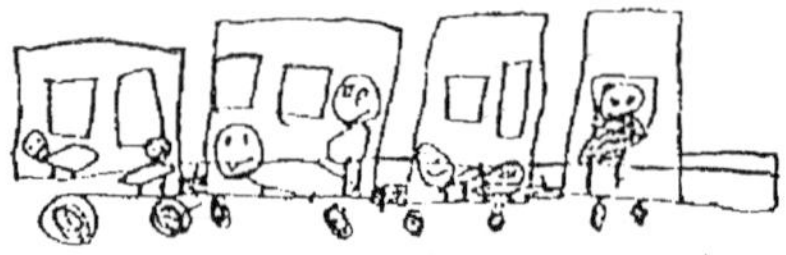

Abb. 10: Silke

Möglichkeit 2:

Die *Lehrerin übersetzt* den vom Kind auf seine Weise verschrifteten Text *in die Bücherschreibweise* (Abb. 11).

Björns Lehrerin läßt dabei das vom Kind produzierte Original unangetastet, es kommt unkorrigiert in das Buch; die übersetzte Fassung steht daneben auf einer eigenen Seite. Diese Seite ist nicht etwa die "richtige", sondern die *Lese*seite - die den anderen Kindern in der Klasse das Lesen von Björns Text erleichtert, weil die Schreibweise dort die gleiche wie die in den gedruckten Büchern ist. - Björn, der Verfasser, erhält die Gelegenheit, seine Schreibweise mit der der Bücher zu vergleichen, kann dabei Entdeckungen machen und sich der Bücherschreibweise nach und nach annähern.

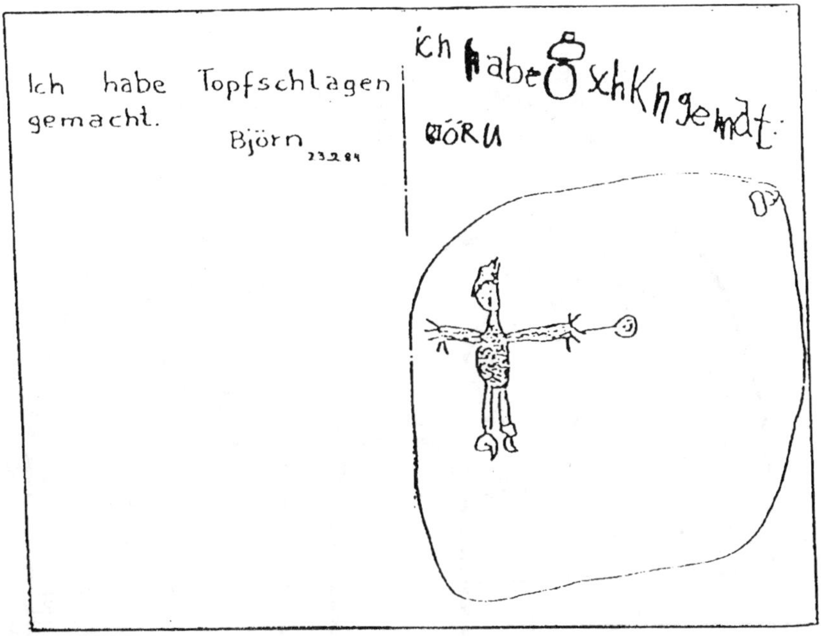

Abb. 11: (aus SPITTA, 1985, S. 51)

Möglichkeit 3:

Die Kinder erhalten eine *Buchstabentabelle*, aus der sie den Buchstaben, den sie gerade brauchen, nach dem Anlautverfahren ablesen und dann abschreiben können (Abb. 12).

Möglichkeit 4:

Das bei der Benutzung solcher Tabellen erforderliche "Abmalen" der Buchstaben entfällt, wenn den Kindern als Werkzeug *bewegliche Buchstaben* vorliegen, mit denen sie die Form auf Papier *abdrücken* können. Das ist möglich mit *Stempeln,* mit dem *Setzkasten,* mit der *Schuldruckerei* und mit der *Schreibmaschine.* All diesen Werkzeugen ist gemeinsam, daß sie nicht die feinmotorische Anstrengung des Handschreibens verlangen.

Welche freisetzende Wirkung die *Schreibmaschine* haben kann, will ich mit einem Beispiel aus der schreibpädagogischen Literatur illustrieren: Diesen Brief an Tante Margret hat der sechsjährige Michael zu Hause geschrieben (Abb. 13).

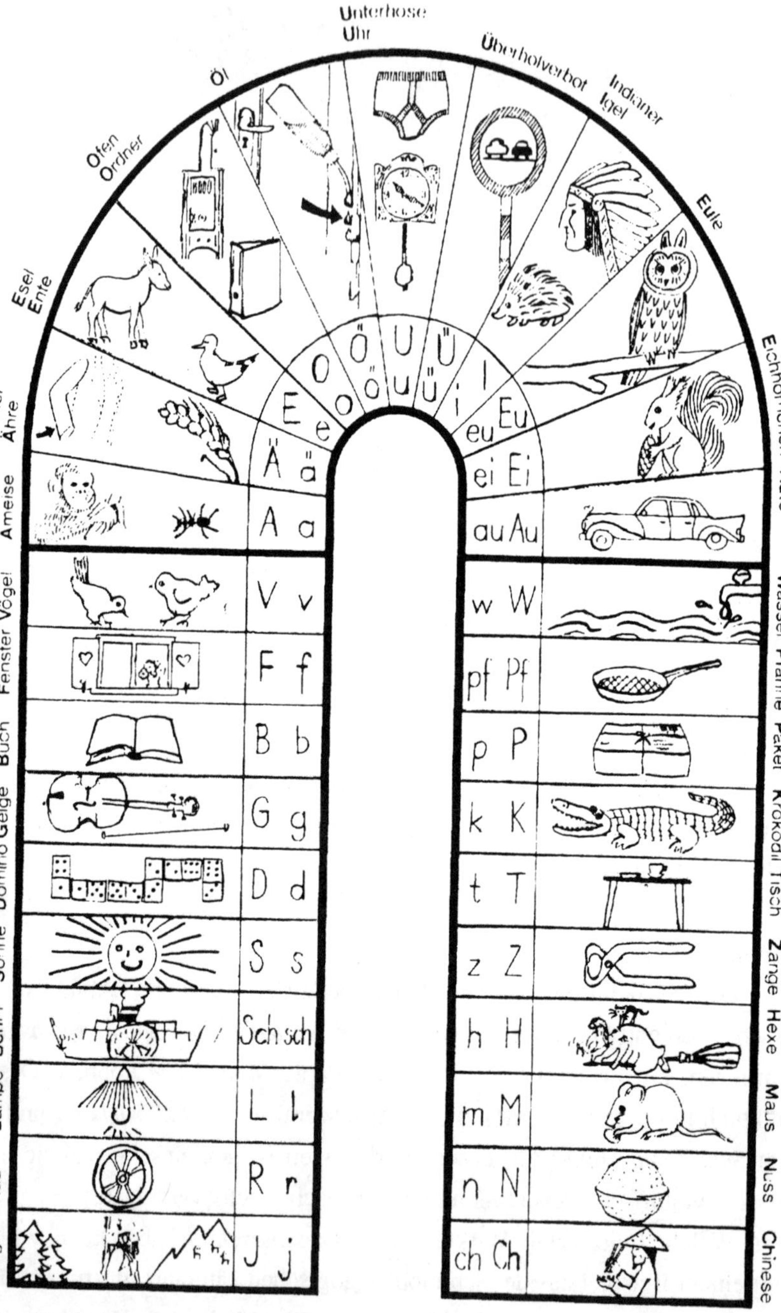

Abb. 12: (aus REICHEN und Mitarbeiter, 1982)

```
    Liebe Tante Margret

    Die Geschichte Von Demsaueren Rollmops
    War ser Schön
Er Finest du Noch So eine Geschichte
    + Ich Wünsche dir Ein Frohes neues Jahr
    1980 Bringst du Mir Wirglisch Etwas schönes mit
    Wen dumisch Besuchst In der Klinik
    Besuchst Mich 1Mal Oder2 Mal
    Oder500 mal Und ich "Schon Auf  Den saueren Rollmops

    "Freuemich


    Viele Grüse Und 900 Dicke Schmazer

                                        Dein Philippchen
```

Abb. 13: (aus BLUMENSTOCK 1986, S. 35)

Sein Vater hat Michaels vor- und außerschulische Schreibtätigkeit im Alter von 5 bis 11 Jahren beobachtet und dokumentiert. Ich zitiere Leonhard BLUMENSTOCK (S. 7):

> "Mit leidenschaftlicher Begeisterung tippte er alles mögliche in die Maschine, zeigte stolz seine Schreibprodukte, verschickte Briefe, hängte Wände und Türen mit selbstgeschriebenen Zetteln voll oder brachte kleinere oder größere Geschichten zu Papier... Er hatte gerade an Weihnachten viele schöne Spielsachen geschenkt bekommen; aber keines faszinierte ihn so wie die alte Schreibmaschine, die seinen gerade erwachten Schreibdrang trefflich unterstützte und seine Schreibversuche, die er bisher immer in Groß- oder Gemischtantiqua mehr oder minder unvollkommen zu Papier gebracht hatte, erleichterte und beschleunigte."

Auch im abschließenden Resümee kommt der beobachtende Vater auf die Bedeutung der Schreibmaschine im Kontext der Schreibentwicklung seines Sohnes zurück (S. 135):

> "Michael schreibt von Anfang an nahezu ausschließlich inhaltsbezogen: Er will Gedanken, Wissen, Mitzuteilendes festhalten ... Schreiben bedeutet für Michael also quasi 'schriftliches Sprechen', wobei die Schrift nur Mittel zum Zweck ist. Daraus kann gefolgert werden, daß es dem Schreibanfänger gestattet werden sollte, in einer Schriftart zu schreiben, die leicht und schnell erlernbar ist und die rasch inhaltsbezogenes Schreiben ermöglicht ... In diesem Zusammenhang muß auch der Anregungscharakter der Schreibmaterialien beachtet werden: Bei Michael hat vor allem eine alte Schreibmaschine einen regelrechten 'Schreibschub' ausgelöst ... Schreibmaschinen sollten mehr als bisher in der Praxis des Erstunterrichts eingesetzt werden; sie erlauben dem Schüler, mögliche schreibtechnische Probleme zu umgehen und schnell und gut leserlich Sinnvolles zu Papier zu bringen."

Stempel, Druckerei und Schreibmaschine werden erfreulicherweise in immer mehr deutschen Grundschulklassen genutzt. Viele Unterrichtsbeispiele zeigen aber, daß dies kaum in theoretisch reflektierter Unterstützung kindlicher Schreibprozesse und kindlicher Schreibentwicklung geschieht. Es erfolgt eher aus diffus motivationalen Gründen, in besonderen Ecken oder im Freiraum besonderer Unterrichtsphasen - oft erfolgt der eigentliche Schreibunterricht daneben wie gehabt. Zusammenhänge zwischen Schreibentwicklung, Schreibprozeß und Schreibwerkzeug sind der deutschen Schreibpädagogik noch unbekannt. Darin vermute ich einen Grund dafür, daß der Computer bei uns noch so gut wie keine schreibpädagogische Beachtung findet.

Für die beste Nutzung des *Computers* zur Unterstützung des Schriftspracherwerbs halte ich diejenige, ihn den Kindern als Schreibwerkzeug *zum selbstbestimmten Gebrauch beim Verfassen von Texten* zu überlassen.

Das ist allerdings nicht damit getan, daß man einen Computer mit einem x-beliebigen Textverarbeitungsprogramm in die Schreibecke des Klassenzimmers stellt. Es bedarf eines kindgerechten Textverarbeitungsprogramms. Diesbezüglich verweise ich wiederum auf Norbert KÜHNs Beitrag (in diesem Band).

Und es bedarf einer pädagogisch reflektierten *Schreibumgebung* (Abb. 14). Schreibumgebung verstehen wir (d.h. unsere Arbeitsgruppe "Schreibwerkstatt für Kinder") allerdings nicht als bloßes Material- und Geräteangebot, sondern als *schreibkulturellen*, nach außen offenen Rahmen, der personale und materiale Dimensionen hat.

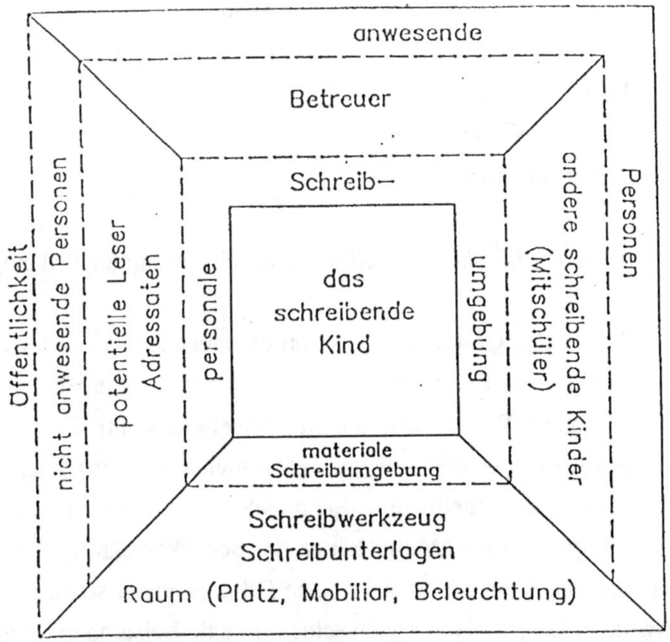

Abb. 14: Komponentenmodell zum didaktischen Begriff "Schreibumgebung" (KOCHAN und KÜHN)

In dieser Umgebung kann der Computer in die Methode "Schreibkonferenz" eingebettet werden. Ihr Begründer ist Donald GRAVES (1983). In der angelsächsischen Welt ist sie weit verbreitet. Unlängst ist ein äußerst lesenswertes Buch von Gudrun SPITTA (1992) erschienen, das den Grundgedanken dieser Methode hoffentlich auch in Deutschland Beachtung in schreibpädagogischer Forschung und im Schulalltag verschafft. Im übrigen bestätigt Gudrun SPITTA hier auch meine These, daß Kinder frühzeitig mit sämtlichen Komponenten des Schreibprozesses umgehen. Gudrun SPITTAs Beobachtungen stützen meine Vorstellung, daß Kinder sich nicht von unten nach oben stufenweise emporentwickeln *zu* Schreibern, sondern *als* Schreiber ihre Fähigkeiten in allen Komponenten allmählich vervollkommnen. Damit ist dem bei uns von BAURMANN und LUDWIG (1986 - aber auch von anderen) übernommenen Schreibentwicklungsmodell von BEREITER (1980, S. 84) zu widersprechen (vgl. SPITTA 1992, bes. S. 88-89). Ich meine, sogar Donald GRAVES' Modell (GRAVES 1983, bes. S. 237) ist demnach zu relativieren.

Abschließend möchte ich auf drei Aspekte der Unterstützung des Schriftspracherwerbs durch Computer eingehen:

1. auf die Löschfunktion
2. auf das kooperative Schreiben
3. auf das Veröffentlichen

Zur Bedeutung des *Löschens* für Kinder sagt ein bekannter Pädagoge:

> ... da "kann das Geschriebene, wenn es entweder ganz oder zum Theil verunglückt ist, leichter und schneller ausgelöscht werden, als auf jede andere Weise". Daß das Mißlungene unsichtbar wird, das Gelungene aber demonstrativ gezeigt werden kann, wird den Schüler freuen "und vermehrt seine Schreibelust. Die Lehrer heften das Lustprinzip ... an die Möglichkeiten der Selbstkorrektur. Dank der Löschtechnik kann der Schüler seine Fehlleistungen so lange verschwinden lassen, bis nur noch seine optimale Leistung erscheint." (Zitiert nach BOSSE 1985, S. 186)

Joachim Heinrich CAMPE hat sich 1807 so geäußert, als es noch keinen Computer gab - aber die Schiefertafel. Ihren schreibpädagogischen Reiz charakterisiert BOSSE (S. 193) resümierend:

> "Die schwarz-weiße Magie, welche die Fläche zu einem Raum macht, in dem man seine eigenen Fehler verschwinden lassen kann, motiviert ein fortschreitendes Verbessern. Fortschreitendes Verbessern ist nun aber genau das, was die pädagogische Utopie ausmacht. Dank der strukturellen Entsprechung wissen die Pädagogen um den Reiz des Simulationsraumes und wissen ihn zu nutzen. Auf dieser strukturellen Basis ist daher ... die Schiefertafel zum Schreiben eingerichtet worden ..."

Wie würde CAMPE - lebte er heute - die Lichttafel Computermonitor schreibpädagogisch bewerten?

Andererseits - und darauf kommt es mir an - sollte gerade durch die Erinnerung an den pädagogischen Wert der Schiefertafel deutlich werden, daß es mir in erster Linie um das *Konzept der Entfaltung* geht, nicht um die Schreibgeräte an und für sich. Man braucht nicht erst den Computer, um dann entfaltenden Schreibunterricht machen zu können! Es ist vielmehr umgekehrt: Im Rahmen entfaltenden Unterrichts kann das Schreibwerkzeug Computer einen einzigartigen Beitrag leisten.

Im Konzept des entfaltenden Schreibunterrichts spielt auch *das kooperative Schreiben* eine wichtige Rolle. Zwei, drei Kinder können einen Text gemeinsam verfassen und ihn entstehen sehen. Dabei wird die Komponente "begleitendes Wahrnehmen und Urteilen" *dialogisiert.* Die Kinder kommen ins *Gespräch über Schreibprobleme,* die sonst nur stumm - und oft ungelöst - im einsamen Schreiber rumoren.

Und noch etwas ist ganz entscheidend im entfaltenden Schreibunterricht: das *Veröffentlichen* - als *Anreiz für die Vervollkommnung* der Texte und der Fähigkeiten der Kinder. Auf das Veröffentlichen verwenden Kinder fruchtbare Mühe. Sie wollen verstanden werden und befassen sich also intensiver als in einem üblichen Aufsatz mit dem Inhalt und mit den Formulierungen. Sie sind dabei auch motiviert, die Bücherschreibweise einzuhalten - dieser Eifer wird keiner Rechtschreibübung zuteil.

Mit einem letzten Blick in die "Schreibwerkstatt für Kinder" fasse ich meine Ausführungen zusammen. Schauen wir - so gut das über Abbildungen geht - *Lundi* beim Verfassen seiner Reiseerzählung zu, die er zu Beginn seines zweiten Schuljahres während mehrerer Sitzungen schrieb (Abb. 15-18). Als Schreibwerkzeug wählte er den Computer. (In der Schreibwerkstatt haben die Kinder - nach Maßgabe der materiellen Möglichkeiten - die Wahl zwischen den verschiedenen Schreibwerkzeugen. Auch das gehört zum selbstbestimmten Schreiben. Selbst wenn wir aus unserer Sicht meinen, der Computer könne ein hilfreiches Schreibwerkzeug für die Kinder sein, muß doch immer die Sicht des einzelnen Kindes in der jeweiligen Schreibsituation ausschlaggebend sein. Kein Kind sollte mit dem Computer schreiben *müssen.* Das gilt allerdings für alle Schreibwerkzeuge.)

wirfarenheutenachitalien
mamaundihrfreundfahren
wir fahren zwei tage und sind endlich da
und fahren an den see

Abb. 15: Lundi (1)

In einer anderen Sitzung schreibt er weiter (Abb. 16), in noch einer weiteren fügt er etwas ein und setzt seine Erzählung außerdem fort (Abb. 17).

wirfarenheutenachitalien
mamaundihrfreundfahren
wir fahren zwei tage und sind
endlich da
und fahren an den see.
und baden und badenu
und faren zumh aus und am
nächsten mogen furen wir wider
an den see.

Abb. 16: Lundi (2)

wirfarenheutenachitalien
mamaundihrfreundfaren
wir fahren zwei tage und sind
endlich da. Und wir waren auf den
Bergen spazieren. Und wir haben
das Meer gesehen. Unser Zelt war
am Meer.
und fahren an den see.
und baden und badenu
und faren zumh aus und am
nächsten mogen furen wir wider
an den see. und am nächsten
mogen ham wir einen skorpion
gesehen erwar nicht giftig. Und
wir haben eine Schlange gesehen.
Die war tot. Und haben viele Kühe
gesehen..

Abb. 17: Lundi (3)

Als er so weit gekommen war, ist er plötzlich mit der Reihenfolge nicht mehr einverstanden. Hatte er zunächst der Reihenfolge seiner Einfälle folgend geschrieben, will er jetzt, daß sein Text die Reihenfolge der Ereignisse wiedergibt. Daran und an weiterer Fortsetzung arbeitet er in anderen Sitzungen.

Orthographie, Interpunktion, Schriftart und Layout beschäftigen ihn erst Wochen später, nachdem er in der Redaktionskonferenz beschlossen hat, daß er diesen Text im gemeinsamen Buch veröffentlichen will. (Auch zum Veröffentlichen sollten die Kinder ebensowenig gezwungen werden wie zum Gebrauch eines bestimmten Schreibwerkzeuges.) Für die redaktionelle Überarbeitung brauchte und erhielt er unsere Auskunft und Beratung. Lundi veröffentlichte seine Reiseerzählung schließlich in folgender Gestalt (Abb. 18):

Italien

Wir fahren heute nach Italien. Mama und ihr Freund wechseln sich ab beim Fahren. Wir fahren drei Tage und sind endlich da. Wir haben am Meer gezeltet. Und wir waren auf den Bergen spazieren. Und wir haben das Meer vom Berg gesehen.

Wir fahren zum Haus und dann fahren wir an den See und baden und baden. Und am nächsten Morgen fahren wir wieder an den See.

Und am nächsten Morgen haben wir einen Skorpion gesehen. Er war nicht giftig. Und wir haben eine Schlange gesehen. Die war tot. Und haben viele Kühe gesehen. Und haben im Auto eine dicke fette Spinne gesehen.

Und wir sind nach Pisa gefahren. Und haben den schiefen Turm gesehen. Und konnten leider nicht rauf, weil er zu schief war. Und fahren wieder zum Haus und essen was und dann spielen wir draußen. Und dann gehen wir ins Bett.

Und am nächsten Morgen spielen wir mit Wasserbomben und werden ganz naß und müssen uns umziehen.

Lundquist

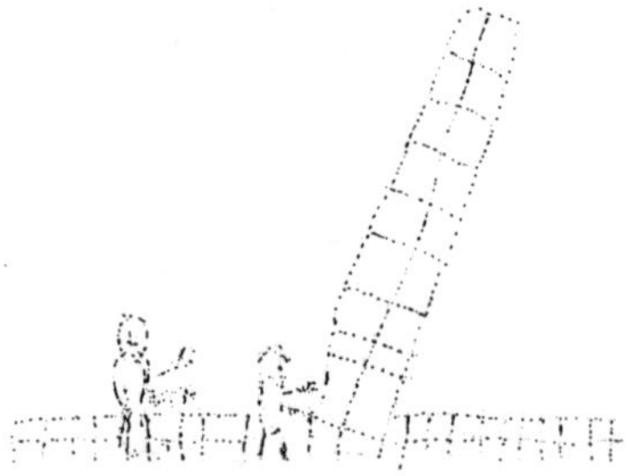

Abb. 18: Lundi (4)

In einer schriftkulturellen Schreibumgebung hat das Schreibwerkzeug Computer Lundquist im Wechselspiel zwischen seinen Gedanken und seinem entstehendem Text unterstützt. Ihrem ersten Buch hat die Gruppe bemerkenswerterweise den Titel gegeben: *Die Geschichten aus dem Kopf.* Damit bringen diese Kinder, die anfänglich nur Wörter aus der Fibel aufgeschrieben haben, das Wesentliche zum Ausdruck. Sie haben erfahren: Schreiben ist ein *von innen nach außen* gerichteter Prozeß, mit dem sie Geschichten *aus dem Kopf ins Buch* bringen können.

Literatur

ADRION, D. (1989). Schuldruckerei ist mehr als "Drucken in der Schule". In: H. BALHORN & H. BRÜGELMANN (Hrsg.), *Jeder spricht anders*. Konstanz: Ekkehard Faude 1989.

BAMBACH, H. (1989). *Erfundene Geschichten erzählen es richtig*. Konstanz: Ekkehard Faude.

BAURMANN, J. & LUDWIG, O. (1986). Aufsätze vorbereiten - Schreiben lernen. In: *Praxis Deutsch, 80, 16-22.*

BEREITER, C. (1980). Development in Writing. In: L. W. GREGG & E. R. STEINBERG (Hrsg.), *Cognitive Processes in Writing*. Hillsdale, NJ: Erlbaum.

BLUMENSTOCK, L. (1986). *Michael schreibt. Spontanes Schreiben im Vor- und Grundschulalter*. Heinsberg: Agentur Dieck.

BOSSE, H. (1985). "Die Schüler müßen selbst schreiben lernen" oder Die Einrichtung der Schiefertafel. In: D. BOUEKE & N. HOPSTER (Hrsg.): *Schreiben - Schreiben lernen*. Tübingen: Narr.

CALKINS, L. (1983). *Lessons from a Child*. Portsmouth, NH: Heinemann.

COHEN, R. & DENIZET, F. (1989): Kinder entdecken die Schriftsprache am Computer. In: H. BALHORN & H. BRÜGELMANN (Hrsg.), *Jeder spricht anders*. Konstanz: Ekkehard Faude.

COHEN, R., BARRIÈRE, M., HAFTER, C., NAYMARK, J., PLAISANT, C., STAMBAK, C. & CORRIOL, J. (1987). *Les jeunes enfants, la découverte de l'écrit et l'ordinateur*. Paris: Presses Universitaires de France.

DAIUTE, C. (1985). *Writing & Computers*. Reading, MA: Addison-Wesley.

DEHN, M. (1990). Christina und die Rätselrunde - Schule als sozialer Raum für Schrift. In: H. BRÜGELMANN & H. BALHORN (Hrsg.), *Das Gehirn, sein Alfabet und andere Geschichten*. Konstanz: Ekkehard Faude.

DEHN, M. (1991). Stil von Grundschülern? Schülertexte verstehen lernen - und die Folgen für den Unterricht. In: *Der Deutschunterricht. 43/3, 37-51.*

DEHN, M.,HEINRICH, P., WAGNER-LUEKEN, S. & WEBER, G. (1991). Der Computergeist und seine Frau. Computer: Medium für Schriftkultur? In: *Die Grundschulzeitschrift, 47, 19-68.*

DRÄGER, M. (Hrsg.) (1988). *Am Anfang steht der eigene Text*. Heinsberg: Agentur Dieck.

EMERSON, S., BOWEN, D. & HURST, J. (1987). Wörter an den Fingerspitzen. In: H. BALHORN & H. BRÜGELMANN (Hrsg.), *Welten der Schrift in der Erfahrung der Kinder*. Konstanz: Ekkehard Faude

GOODMAN, Y. (Hrsg.) (1990). *How Children Construct Literacy*. Newark, Delaware: International Reading Association.

GRAVES, D. (1983). *Writing: Teachers and Children at Work*. Portsmouth, NH: Heinemann.

GRAVES, D. (1986). Kinder als Autoren: Die Schreibkonferenz. In: H. BRÜGELMANN (Hrsg.), *ABC und Schriftsprache*. Konstanz: Ekkehard Faude.

GÜNTHER, K.-B. (1986). Neue Medien zur Schriftproduktion im Anfangsunterricht. Verbundstempel und Stempeldruckmaschine. In: H. HAGSTEDT (Hrsg.), *Kinder entdecken die Schriftsprache. Beiträge zur Internationalen Fachtagung am 1. März 1986*. Kassel.

HARSTE, J. C., WOODWARD, V. A. & BURKE, C. L. (1984). *Language Stories and Literacy Lessons*. Portsmouth, NH: Heinemann.

HORSTIG, K. G. *Anweisung für die Lehrer in den Bürgerschulen*. Hannover 1796. Zitiert nach: BOSSE 1985, S. 187

HUNTER, P. (1988). The Writing Process and Word-Processing. In: *Micro-Scope Special "Writing". Autumn 1988*. Birmingham: Newman College.

KOCHAN, B. (1988). *Der Computer als Werkzeug selbstgesteuerten, entdeckenden Erwerbs und Gebrauchs der Schriftsprache bei Grundschulkindern. (DFG-Antrag)* Berlin: Technische Universität.

KOCHAN, B. (1989a). Der Computer - ein Schreibwerkzeug für LRS-Kinder. In: I. NAEGELE & R. VALTIN (Hrsg.), *LRS in den Klassen 1-10*. Weinheim: Beltz.

KOCHAN, B. (1989b). Impulse für die Software-Entwicklung. In: H. BALHORN & H. BRÜGELMANN (Hrsg.): *Jeder spricht anders*. Konstanz: Ekkehard Faude.

KOCHAN, B. & HERZ, G. (1988). Schreibprozesse am Computer. In: *Grundschule 20/12, 25-27*.

KÜHN, N. (1991). Computer als Schreibwerkzeug in der Grundschule. Arbeitsmittel oder Zauberkasten? In: *Ontogenetische Aspekte der Aneignung von Sprache und Literatur im Schulalter*. Symposium Deutsch-Didaktik, 3. bis 7. Juni 1991, Pädagogische Hochschule Erfurt/Mühlhausen. Protokollband I.

KULICK, H. (Hrsg.) (1986). *Copyright bei Klasse* ... Heinsberg: Agentur Dieck.

LEVIN, J. A., BORUTA, M. J. & VASCONCELLOS, M. T (1983). Microcomputer-based environments for writing: A Writer's Assistant. In: A. C. WILKINSON (Hrsg.), *Classroom Computers and Cognitive Science*. New York: Academic Press.

LEVIN, J. A., RIEL, M., ROWE, R. & BORUTA, M. J. (1985). Muktuk meets Jacuzzi: Computer networks and elementary school writers. In: S. FREEDMAN (Hrsg.), *The Acquisition of Written Language: Revision and Response*. New York: Ablex.

NIEMER, H. (1989). "Schreibkonferenzen machen Kindern Mut, das Wagnis des Geschichtenschreibens einzugehen ..." In: *Die Grundschulzeitschrift, 30,* 12-16

CENTRE FOR EDUCATIONAL RESEARCH AND INNOVATIONS (Hrsg.) (1987): *Information Technologies and Basic Learning: Reading, Writing, Science, and Mathematics*. Paris: OECD.

PROBST, P. (1990). Schrift, Kultur, Schriftkultur. Ergebnisse und Perspektiven eines ethnologischen Forschungsfeldes. Manuskript.

REICHEN, J. und Mitarbeiter (1982). *Lesen durch Schreiben. Lehrerkommentar*. Zürich: Sabe.

SCHNEIDER, W., BRÜGELMANN, H. & KOCHAN, B. (1990). Lesen- und Schreibenlernen in neuer Sicht. In: H. BRÜGELMANN & H. BALHORN (Hrsg.), *Das Gehirn, sein Alfabet und andere Geschichten.* Konstanz: Ekkehard Faude.

SMITH, F. (1982). *Writing and the Writer.* London: Heinemann.

SMITH, F. (1983). *Essays into Literacy.* London: Heinemann.

SMITH, F. (1988). *Joining the Literacy Club. Further Essays in Education.* London: Heinemann

SPITTA, G. (1985). *Kinder schreiben eigene Texte: Klasse 1 und 2.* Bielefeld: CVK.

SPITTA, G. (1987). Ein Klassenraum, der zum Schreiben einlädt. In: H. BALHORN & H. BRÜGELMANN (Hrsg.), *Welten der Schrift in der Erfahrung der Kinder.* Konstanz: Ekkehard Faude.

SPITTA, G. (1988). *Von der Druckschrift zur Schreibschrift.* Frankfurt am Main: Scriptor.

SPITTA, G. (1992). *Schreibkonferenzen in Klasse 3 und 4. Ein Weg vom spontanen Schreiben zum bewußten Verfassen von Texten.* Frankfurt am Main: Cornelsen / Scriptor.

STRICKLAND, D. S. & MORROW, L. M. (Hrsg.) (1989). *Emerging Literacy. Young Children Learn to Read and Write.* Newark, Delaware: International Reading Association.

VALTIN, R. (1990). Erstunterricht mit Großbuchstaben. Teil 1. In: *Grundschule, 22/3, 44-46.* (Teil 2 und 3 in den Heften 6/1990 und 9/1990)

WEIZENBAUM, J. (1989). *Kinder, Schule und Computer.* Vortrag, gehalten am 13.09.1988 in Soest. Druckfassung herausgegeben vom Landesinstitut für Schule und Weiterbildung Soest.

WÜNNENBERG, H. H. (1989). *Boff - Kinder schreiben sich frei.* Heinsberg: Agentur Dieck.

ZERNDT, G. (1991). *Ungesteuerte Schreibentwicklung bei Kindern bis zum Schuleintritt unter besonderer Berücksichtigung von Zusammenhängen zwischen Zeichnen und Schreiben. Ein Forschungsbericht aus grundschulpädagogischer Sicht.* Staatsexamensarbeit. Berlin: Technische Universität.

Texte für Auge und Ohr

Programme und Untersuchungen zum Schriftspracherwerb mit maschineller Sprachausgabe

Jochen Müsseler, Heike Adolphs, Werner Hofmann, Wolfgang Prinz und Thomas Stoffer

Gegenstand des Projekts TAO '*T*exte für *A*uge und *O*hr' ist die Entwicklung und Evaluierung von Lernprogrammen zum computerunterstützten Lesenlernen. 'Lesenlernen' bleibt innerhalb des Projekts auf das elementare Niveau von Wörtern und einfachen Sätzen beschränkt, wodurch weniger textlinguistische oder gar literaturwissenschaftliche Konzepte des Schriftspracherwerbs im Vordergrund stehen. Durch die Orientierung auf Anwendungsziele werden vielmehr pädagogische und didaktische Konzeptionen des computerunterstützten Unterrichts (CUU) in den Projektbereich einbezogen.

CUU ist nichts Neues (vgl. Überblicke bei FREIBICHLER, 1973; KULIK, 1983; MANDL & FISCHER, 1985; DEDE, 1986; EULER, 1987; HAWKRIDGE, 1987; GREENFIELD 1987, S. 121ff; THOMÉ, 1988; MANDL & HRON, 1989). Was zeichnet aber *computerspezifische* Förderungsmöglichkeiten des Schriftspracherwerbs aus?

1. CUU und Schriftspracherwerb

1.1 Generelle und bedingt spezifische Wirkungsfaktoren des CUU

Daß es Förderung durch CUU gibt, ist mittlerweile akzeptiert (vgl. Tab.1, eine weitere Auflistung der Vor- und Nachteile findet sich z.B. in LAWLER & YAZDANI, 1987; FERM, KINDBORG & KOLLERBAUR, 1987; BOHNENKAMP & BRÜGELMANN, 1989). So wird z.B. seit den frühen Tagen des CUU die

Tab. 1: Beispiele genereller, bedingt spezifischer und spezifischer Wirkungsfaktoren des CUU beim Schriftspracherwerb.

Generelle Wirkungsfaktoren:

- individuelle Anpassung an den Leistungsstand (EYFERTH ET AL., 1974; FISCHER & KLING, 1974; WALTER, 1985; MANDL & FISCHER, 1987)
- Unmittelbarkeit des Feedbacks/Korrektur (KOCHAN, 1987; SPAAI, REITSMA, & ELLERMANN, 1987)
- Diagnosemöglichkeiten über Logfiles (BÖSSER, 1987, S. 63f; KENNEDY & LEWIS, 1985; NEAL & SIMONS, 1984)
- Reaktivität bzw. Effekt des eigenen Handelns (MANDL & HRON, 1989; ELLERMANN & VLOET, 1987)
- Kontrollierbarkeit bzw. selbstbestimmte Festlegung des Arbeitstempos (FRESE, 1987)
- besondere Eignung für Lernbehinderte (WALTER, 1984)
- Erstellung 'druckfähiger' Vorlagen (WATT, 1983)

Bedingt spezifische Wirkungsfaktoren:

- entdeckendes Lernen im Zusammenhang mit der Kommunikationsfunktion des Schriftspracherwerbs (SCHEERER-NEUMANN 1985, 1989; LESGOLD, 1988; BRÜGELMANN, 1989; SCHNEIDER, BRÜGELMANN, & KOCHAN, 1990)
- Präzise Kontrolle der räumlichen, graphischen und zeitlichen Charakteristiken der Lernumgebung (KÜFFNER, 1989)

Spezifische Wirkungsfaktoren:

- 'sprechende Schrift', d.h. visuelle und phonologische Kontrolle der Lernumgebung (BOUMA & LEIGEIN, 1980; TRUIN, 1983; MCCONKIE, 1985; REITSMA, ELLERMANN, & SPAAI, 1987; SPAAI, REITSMA, & ELLERMANN, 1987, 1989; WISE, OLSON, & TREIMAN, 1990)
- Anforderungen an die Schreibmotorik zurückstellbar (EMERSON, HURST, & BOWEN, 1987)

Möglichkeit der 'individuellen Anpassung an den Leistungsstand' des Schülers hervorgehoben (EYFERTH ET AL., 1974; WALTER, 1984; MANDL & FISCHER, 1985). Dies ist jedoch ein allgemeiner Vorteil des CUU und läßt - wenn überhaupt - nur bedingt *spezifische* Auswirkungen für den Schriftspracherwerb erwarten. Dasselbe gilt für Punkte wie die 'Unmittelbarkeit des Feedbacks' (KOCHAN, 1987; SPAAI, REITSMA & ELLERMANN, 1987), die 'Diagnosemöglichkeiten über Logfiles' (BÖSSER, 1987, S. 63f; KENNEDY & LEWIS, 1985; NEAL & SIMONS, 1984), die 'Reaktivität' bzw. 'Effekte des eigenen Handelns' (MANDL & HRON, 1989; ELLERMANN & VLOET, 1987), 'Kontrollierbarkeit bzw. selbstbestimmte Festlegung des Arbeitstempos' (FRESE, 1987), die 'besondere Eignung für Lernbehinderte' (WALTER, 1984) oder die 'Erstellung druckfähiger Vorlagen' (WATT, 1983).

Schon spezifischer kann sich die Möglichkeit zum 'entdeckenden Lernen' auf den Schriftspracherwerb auswirken. Entdeckendes Lernen wird besonders in der pädagogischen und didaktischen Literatur der letzten Jahre positiv bewertet (vgl. SCHEERER-NEUMANN 1985, 1989; LESGOLD, 1988; BRÜGELMANN, 1989; SCHNEIDER, BRÜGELMANN & KOCHAN, 1990). Die Forderung hier wäre: Bezogen auf den Schriftspracherwerb soll das Lesenlernen nicht als Lehrgang aufgebaut und vorgegeben werden, sondern - so weit wie möglich - in einen von den individuellen Bedürfnissen und Wünschen des Kindes gesteuerten Prozeß eingebettet werden. Dieser gestattet die schrittweise Entdeckung von Zusammenhängen schriftlicher und mündlicher Sprachformen.

Individuelle Selbstentdeckung setzt voraus, daß für jedes Kind ein Handlungsspielraum (vgl. PAPERT, 1985, 1987; LAWLER, 1986; COHEN, 1987; COHEN & DENIZET, 1989) eröffnet wird, der selbständig laufend weiterentwickelt werden kann. Das motivationale und kognitive Potential dieser Konstellation läßt sich ausnutzen, um beim Kind den Wunsch nach selbstgesteuerter Erweiterung seiner Lesekompetenz zu wecken. Hier kann man Analogien zur Erweiterung der primären Sprechkompetenz beim Kleinkind ziehen, die sich gleichfalls aus Bedürfnissen des konkreten kommunikativen und instrumentellen Umgangs mit der Umwelt ableitet.

Jedoch kann man sich Lernprogramme vorstellen, die nicht auf den Schriftspracherwerb zugeschnitten sind und bei denen trotzdem Prinzipien wie Selbststeuerung oder entdeckendes Lernen ziemlich erfolgreich ersetzt werden. Ähnliches gilt für einen weiteren Punkt: Der Rechner gestattet eine äußerst "präzise Kontrolle der räumlichen, graphischen und der zeitlichen Charakteristiken" der Lernumgebung (KÜFFNER, 1989). Auch dies kann vielleicht im Zusammenhang mit anderen Variablen zu einer spezifischen Förderung des Schriftspracherwerbs beitragen, generell sollte dieses Prinzip aber auch für Programme mit den unterschiedlichsten Lerninhalten nutzbar sein.

1.2 Spezifische Wirkungsfaktoren des CUU für den Schriftspracherwerb

Wie könnte man den spezifischen Nutzen des Rechners gerade für den Schriftspracherwerb herausstellen? Die zentrale Frage beim Lesen lautet ja: Wie gelangt Semantik zur Orthographie und welche Rolle kommt dabei der Phonologie zu? Zumindest beim Lesenlernen wird die vermittelnde Rolle der Phonologie betont (der sogenannte indirekte Weg, der von der Orthographie über die Phonologie zur Semantik führt, vgl. z.B. MASSARO, 1975; SCHEERER, 1978, 1983; BARRON, 1986; MARSHALL, 1987). Diese vermittelnde Rolle der Phonologie sollte durch den Rechner besonders gut zur Geltung gebracht werden können. Durch die Entwicklung rechnergesteuerter Sprachein- und -ausgabesysteme sind mittlerweile die technischen Voraussetzungen auch kostengünstig erfüllbar.

Hier setzt das Projekt TAO an, in dem die computerspezifischen Förderungsmöglichkeiten der für den Schriftspracherwerb notwendigen kognitiven Kodierungsprozesse und Lernformen aufgegriffen werden. Konkret heißt das: Wenn Orthographie erlernt wird, sind Semantik (semantischer Code) und Phonologie (phonologischer Code) bereits vorhanden und aufeinander bezogen. Es geht beim Schriftspracherwerb ja erst darum, Assoziationen zwischen alten (phonetischen und semantischen) und neuem (graphemischen) Codesystem zu generieren. Diese müssen sich nicht nur zwischen den eher statischen *Inhalten* der Kodierungsebenen etablieren, sondern sollten auch die Übertragung von *generellen Sprachformen* oder -regeln zwischen Laut- und Schriftsprache miteinbeziehen (z.B. phonologische Sequenzabfolgen, Redundanzausnutzung beim Lesen).

Ein wesentlicher Vorteil des Computers liegt darin, daß Wörter und Textsegmente, die auf dem Computerbildschirm erscheinen, nach Bedarf und zeitlich kontrolliert zum Sprechen gebracht werden können (Generierung einer '*sprechenden Schrift*' durch rechnergesteuerte 'text-to-speech'-Konversion). Dies sollte in gleichem Maße sowohl für die Tätigkeit vom Typus des Lesens als auch vom Typus des Schreibens nutzbar sein (selbst wenn die funktionale Beziehung zwischen beiden Formen der Schriftsprachverwendung noch umstritten ist, vgl. z.B. COLTHEART & FUNELL, 1987; MARSHALL, 1987; MONSELL, 1987a, b). Durch die produzierte *Synchronizität von gesprochenem und geschriebenem Wort* (bzw. Wortsegment bzw. durch das Kind willkürlich produzierte Buchstabenkombinationen) können z.B. die Graphem-Phonem-Korrespondenzen unmittelbar wahrgenommen und erfahren werden.

Neben der Überwachung und Einhaltung der Synchronizität sollten mit dem Rechner weitere kognitive Mechanismen berücksichtigt und unterstützt werden können: Optische Veränderungen am Text können die *Aufmerksamkeit* des Lernenden so steuern, daß sie sich jeweils auf das Textsegment richtet, das gerade ausgesprochen wird. Eine derartige Lernumgebung bietet optimale Voraussetzungen für die Ausbildung orthographischer Codes und ihre Zuordnung zu phonologischen (und damit auch semantischen) Codes (vgl. hierzu insbesondere TRUIN, 1983). Auch die in der deutschsprachigen Legasthenie-Diskussion stark betonte visuelle Gliederungsfähigkeit (OEHRLE, 1975) oder die phonetische Segmentierung (MANN, 1986; MORAIS, BERTELSON, CARY & ALEGRIA, 1986; BERTELSON, 1986) ist durch geeignete Übungen auf dem Rechner implementierbar. Generell sollten gute Lernprogramme unter kognitiven Gesichtspunkten darauf abzielen, zu einer umfassenden *multiplen Codierung* beizutragen. Dies betrifft sowohl die Ebene der Modalität als auch die Ebene der laut- und schriftsprachlichen Segmentierung.

Der Erwerb beider schriftsprachlicher Kompetenzen *Lesen und Schreiben* mit dem Computer hat eine zusätzliche Komponente: Die Beherrschung eines fiktiven Handlungsraumes (einer Mikrowelt im Sinne PAPERT, 1985, 1987; LAWLER, 1986; COHEN, 1987) ist in einen quasi-kommunikativen, instrumentellen Zusammenhang eingebettet; Schriftsprache wird erworben als ein Mittel, mit dessen Hilfe Informationen wirksam weitergegeben und Kommandos wirksam eingesetzt werden. Dabei können die Anforderungen an die

Schreibmotorik, mit denen die Kinder beim normalen Schreiblernvorgang konfrontiert werden, zunächst zurückgestellt werden.

Nun gibt es seit einiger Zeit Programme, die 'sprechende Schrift' in derartigen Umgebungsbedingungen realisieren (BOUMA & LEGEIN, 1980; TRUIN, 1983; MCCONKIE, 1985; WISE, OLSON & TREIMAN, 1990; zum Teil auch schon einfache Programme für speziell für diese Zwecke konstruierte Lerncomputer). Unseres Wissens existieren aber nur wenige umfassendere empirische Evaluierungen in Europa; hier ist z.B. das mittlerweile ausgelaufene Projekt des 'Institute for Perception Research' IPO in Eindhoven zu nennen (REITSMA, ELLERMANN & SPAAI, 1987; SPAAI, REITSMA & ELLERMANN, 1987, 1989; ELLERMANN, 1991). Einzelne Übungen und Erkenntnisse, die in Eindhoven und anderen Projekten gewonnen wurden, haben wir auch in unsere Programme aufgenommen und berücksichtigt.

2. Die Programme des Projekts TAO

Momentan sind drei Programme/Teilprojekte realisiert, die zwar, um es im Software-Jargon auszudrücken, gegenwärtig noch unveröffentlichte 0.x-Versionen und damit nicht unmittelbar in der pädagogischen Praxis einsetzbar sind, die aber erste Konturen erkennen lassen[1]. Ein Teilprojekt ist das sogenannte *Lesetool*; das Lesetool ist kein eigenständiges Lernprogramm, sondern es handelt sich dabei - wie der Name schon sagt - um eine Ansammlung von verschiedenen Übungen, die mit Hilfe einer Steuerdatei individuell zusammengestellt werden können. Teile davon kommen auch in den beiden anderen Programmen vor. So ist z.B. das *Leseadventure* auf eine erweiterte Interaktion mit dem Rechner ausgerichtet, indem Selbststeuerung und entdeckendes Lernen in den Vordergrund rücken. Das Leseadventure wird momentan im Sinne eines Prototyping (FLOYD, 1984; ASCHERSLEBEN, GSTALTER, KAI-

[1]Die Programme wurden auf einem PC unter MS-DOS (eingetragenes und geschütztes Warenzeichen der Microsoft Inc.) mit hochauflösender Farbgrafik (800 x 600 Pixel) programmiert. Maschinell gesteuerte Sprachausgabe ist in den von uns entwickelten Programmen durch Abruf natürlicher, zuvor digital gespeicherter Sprache installiert. Dazu wird eine HQ-Sprachkarte (Fa. GSP, Berlin) verwendet. Die Interaktion mit dem Computer erfolgt über einen Touchscreen (TouchTech, Fa. Klüssendorf, Berlin).

SER, STRUBE & ZANG-SCHEUCHER, 1989) mit Kindern getestet und weiterentwickelt. Einzelne Übungen des Lesetools finden sich auch im *Lesememory*; mit diesem Programm ist ein erstes, vollständiges Lernangebot erstellt worden, mit dem eine wesentliche Fragestellung des Projekts empirisch überprüft wird (s.u.).

2.1 Das Lesetool

Wie erwähnt, ist das Lesetool kein eigenständiges Leselernangebot, sondern es handelt sich dabei um eine Ansammlung von verschiedenen Übungen. Die Auswahl der von uns bisher realisierten Übungen orientierte sich dabei an bewährten, z.T. auch schon evaluierten Übungsformen, z.B. denen des IPO's in Eindhoven.

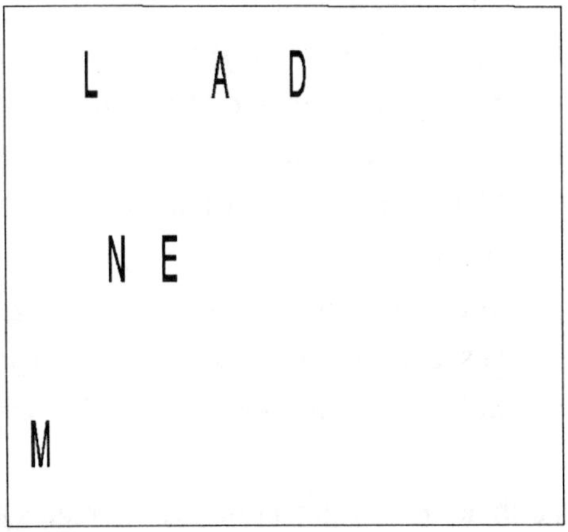

Abb. 1: Lesetool-Übung: Buchstabenidentifikation in einer Zufallsanordnung. "Berühre den Buchstaben »E«!"

In Abbildung 1 hat das Kind in einer zufälligen Anordnung von Buchstaben auf einen bestimmten zu zeigen ("Berühre den Buchstaben »E«!"). Eine ähnliche Übung findet sich bei REITSMA, ELLERMANN und SPAAI (1987, vgl. auch ELLERMANN, 1991, S. 35) unter der Bezeichnung SPEL-Übung, die in Anlehnung an einen in den Niederlanden präferierten Leselehrgang entwickelt wurde (VLL, vgl. ELLERMANN, 1991). Dieser Lehrgang ist ähnlich wie in den meisten bundesrepublikanischen Fibeln methodenintegrierend konzipiert. Derartige Übungen sind gängige Übungsformen, und im Lesetool heißt diese Übung 'Buchstabenidentifikation in einer Zufallsanordnung'. Im Gegensatz zu der niederländischen Realisierung, die eine Mausauswahl vorsieht, muß der Buchstabe im Lesetool direkt über einen Touchscreen berührt werden. Die Touchscreen-Methodik erlaubt eine direkte Manipulation durch den Benutzer und ist der indirekten Manipulation auch bei erwachsenen Benutzern nach software-ergonomischen Erkenntnissen überlegen (vgl. ILG & ZIEGLER, 1988; HUTCHINS, HOLLAN & NORMAN, 1986; FRESE, SCHULTE-GÖCKING & ALTMANN, 1987). Für unsere Untersuchungen ist diese Methodik aber auch deshalb vorzuziehen, weil wir uns von den Verarbeitungs- und Auswahlzeiten zusätzliche Informationen, die der Evaluierung nützlich sein könnten, versprechen. Diese Zeiten sind nur dann sinnvoll interpretierbar, wenn sie nicht durch Tastatur- oder Maussuchzeiten unnötig verrauscht werden. Außerdem erscheint uns die Touchscreen-Methodik kindgerechter als eine Mausauswahl zu sein.

In Abbildung 2 ist eine Übung mit Bildern dargestellt: Wort-Bild-Zuordnung oder welches Bild paßt zum Wort? Das Kind hat zum Schriftwort »TURM«[2] im unteren Teil des Bildschirms das zugehörige Bild aus vier Alternativen auszuwählen. Eine ähnliche Übung ist in ELLERMANN (1991, S. 41) dargestellt.

In Abbildung 3 wird eine Übung mit synthetischer Vorgehensweise demonstriert. Hier ist aus den Wortsegmenten »RO« und »SE« das Wort »ROSE« zu bilden, wobei das dritte dargestellte Segment »MA« als Distraktor dient.

Insgesamt sind in der bisherigen Form des Lesetools acht unterschiedliche Übungen implementiert: Neben den erwähnten drei Übungen wird noch eine Buchstabenidentifikation im Wortzusammenhang, das Ergänzen eines Lückenwortes mit einem Buchstaben, das Zusammensetzen eines Wortes aus einzelnen Buchstaben und das laute Lesen eines Buchstaben oder Wortes an-

[2]Um die Anzahl der zu erlernenden Graphem-Phonem-Korrespondenzen zu reduzieren, werden in den bisherigen Programmen nur Großantiqua verwendet. Dadurch werden die Lerninhalte in ihrem Umfang beschränkt, um so den Lernerfolg empirisch leichter überprüfbar zu machen. Grundsätzlich sind die Programme natürlich auch auf die Verwendung von Kleinantiqua eingerichtet.

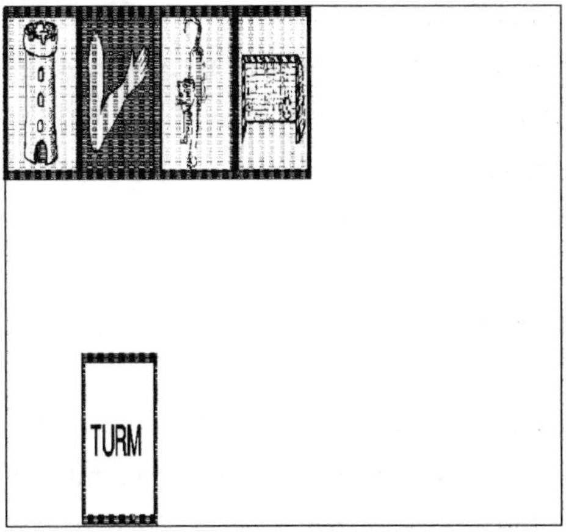

Abb. 2: Lesetool-Übung: Wort-Bild-Zuordnung. "Welches Bild paßt zum Wort?"

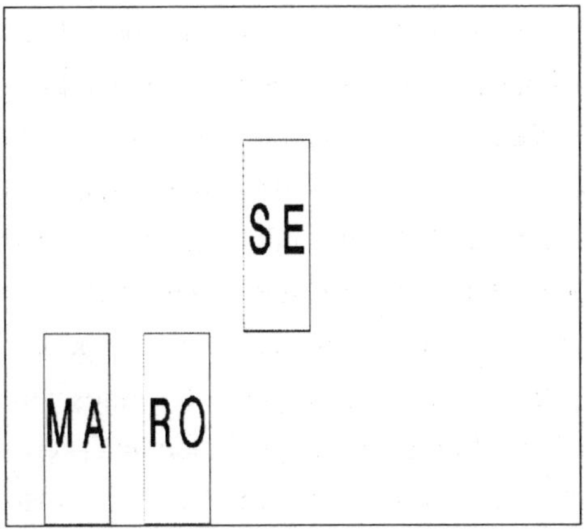

Abb. 3: Lesetool-Übung: Wortproduktion aus Wortsegmenten. "Baue das Wort »ROSE«!"

geboten. Das Lesetool wird laufend durch neue Übungen ergänzt. Prinzipiell ist es als Materialsammlung konzipiert, um individuellen Bedürfnissen (des Lehrers) und empirischen Fragestellungen gerecht zu werden. Man könnte sich z.B. vorstellen, daß man für einen bestimmten Schüler bestimmte Übungen zusammenstellt und damit individuell auf dessen Schwierigkeiten eingeht. Man sollte es aber auch nutzen können, um bestimmte wissenschaftliche Fragestellungen möglichst schnell realisieren zu können. Im Projekt

TAO wird es in einer etwas abgewandelten Form momentan als Lernkontrollprogramm verwendet, in dem die Übungen aber ohne Feedback benutzt werden. Das Lesetool umfaßt allerdings nur Übungen, die das 'drill-and-practice'-Prinzip realisieren.

2.2 Das Leseadventure

Zum Mitmachen motivierender für die Kinder ist das zweite Programm, das Leseadventure, welches eine erweiterte Interaktion mit dem Rechner erlaubt. Dieses Programm basiert in seinem Aufbau auf dem bei Computerspielen typischen 'Adventure'-Prinzip: Zu Beginn des Programms wird ein Ziel formuliert (z.B. ein Burggespenst finden), und der/die Leseanfänger/in soll versuchen, dies innerhalb der ihnen gebotenen Szenerie entdeckend zu erreichen. Die dabei gestellten Hindernisse sind Aufgaben, deren Lösung in unserem Programm über *produktive* Schreibaktivitäten geschieht. Die Leseanfänger fügen, sich am inhaltlichen Kontext orientierend, Wortteile (Buchstaben, Silben u.a.) probierend aneinander. Sie produzieren Wörter (oder Nichtwörter) aus Buchstaben und Silben oder anderen schriftsprachlichen Wortsegmenten. Alle benutzten Segmente und produzierten Kombinationen werden zugleich grafisch dargeboten und auch ausgesprochen.

Das generelle Prinzip eines derartigen Adventures wird neuerdings auch in anderen Lese- bzw. Sprachlernprogrammen realisiert (MATHER, 1986; BALTRA, 1990). In einer Untersuchung von GRABE & DOSMANN (1988) wird z.B. der positive Einfluß solcher Lernadventures auf die Entwicklung der Lesemotivation und des Textverstehens demonstriert. Dieser Befund zeigt sich bei Schülern des sechsten Schuljahres, also bei schon grundsätzlich lesebefähigten Schülern. Unser Ziel war die Entwicklung eines Leseadventures, mit dem auch schon bei Leseanfängern die beiden Lernziele 'regelgerechte' und 'kommunikative Sprachverwendung' mit der pädagogischen Forderung nach Selbststeuerung und entdeckendem Lernen verbunden werden können.

2.2.1 Programmbeschreibung

Das Prinzip des Adventures ist folgendermaßen umgesetzt: Das gesamte Lernprogramm gliedert sich, sozusagen als 'Abenteuerreise durch eine Schreib- und Lesewelt', in mehrere kleine Abenteuerszenen, die wiederum in Ebenen aufgegliedert sind. Jede Ebene besteht aus drei Szenen (Bildern) und vermittelt insgesamt drei Wörter (s. Abb. 4).

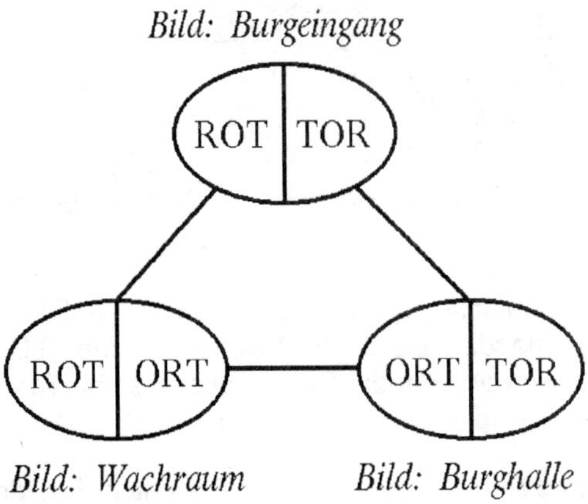

Abb. 4: Leseadventure: Beispiel zum Aufbau eine Ebene, hier mit drei Szenen (Bildern).

Jede Ebene stellt einen Zyklus mit Wörtern einer ausgewählten Graphem-Phonem-Gruppe dar, die in diesem Rahmen gelernt wird. Mit jeder Ebene ist ein weiterer Schritt zu dem gesetzten Ziel geschafft, z.B., eine 'heiße Spur' des Burggespenstes ist gefunden. Sind die aktuellen Graphem-Phonem-Korrespondenzen bzw. die durch sie bildbaren Wörter vollständig gelernt, gelangt man zu einer weiteren, nächstschwierigeren Stufe. Die Bildschirmoberfläche ist in vier Bereiche aufgeteilt (vgl. Abb. 5):

a) eine Szenerie: Im linken bildlichen Teil soll das inhaltliche Geschehen stattfinden. In der Szenerie der Abbildung 5 sind zwei 'Eingänge' versteckt, ein (Burg-)»Tor« und ein halboffenes Fenster, aus dem es »rot« leuchtet. »rot« und »Tor« sind in dieser Szene die beiden Schlüsselwörter, mit denen man in eine andere Szene gelangt.

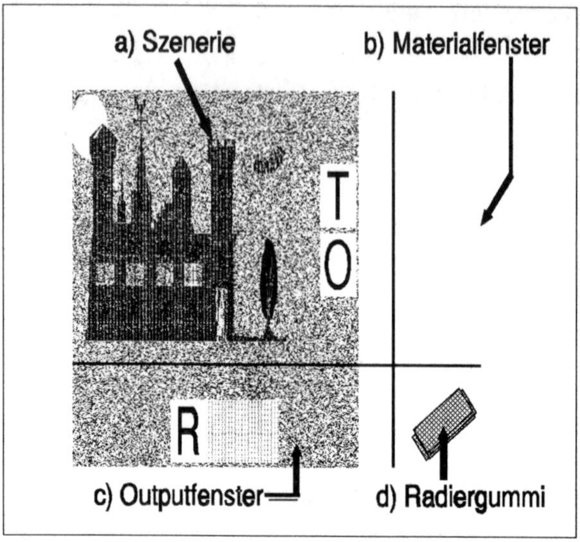

Abb. 5: Beispieloberfläche zum Leseadventure. In der Szene sind zwei Eingänge vorhanden, die durch Bilden der Worte »TOR« oder »ROT« geöffnet werden können. Erläuterungen siehe Text.

b) ein Materialfenster: In einem kleineren rechten Teil des Monitors erscheint das Arbeitsmaterial (Wörter, Buchstaben, Silben u.ä.), das zum Bilden der Wörter berührt und kombinatorisch zusammengestellt werden kann.

c) ein Output-Fenster: Ein Fenster am unteren Rand des Bildschirms dient dazu, den Handlungseffekt (die gebildeten Wörter bzw. Buchstaben-/Silbenkombinationen) darzustellen und begleitend mit der visuellen Hervorhebung durch den Computer auszusprechen. Und

d) ein Radiergummi-Feld, das es erlaubt, die jeweils letzte Anwahl eines Elements im Materialfenster rückgängig zu machen. Der gesamte Bildschirmaufbau wird konsistent beibehalten, um den Kindern die Orientierung zu erleichtern. Auch dies ist ein generelles Prinzip der Software-Ergonomie (ZWERINA, 1988; DIN 66234(8)).

Am Anfang des Programms erhält der Leseanfänger die Information, daß er in die Burg gelangen kann und welche Wörter dazu gebaut werden müssen, um einen der möglichen Eingänge zu öffnen. Angeboten werden in Abbildung 5 z.B. die Buchstaben r, t und o im Materialfenster. Aus diesen Buchstaben wären n!-Kombinationen zusammenstellbar, also 6 unterschiedliche Wörter bzw. Nichtwörter. Davon sind 50% 'richtige', also existierende Wörter (»Tor«, »rot« und »Ort«). Werden die Schlüsselwörter »rot« und »Tor« zusammengesetzt, gelangt man bei Berührung des dazu passenden Gegenstandes in der Abbildung in das nächste Bild. Bei der Bildung sinnloser Kombinationen oder Wörter, die nicht in den Kontext passen, wird mit einer entsprechenden Rückmeldung reagiert (z.B. "Das hört sich ja lustig an! Aber das ist kein richtiges Wort!").

2.2.2 Fragestellungen

Die Fragestellungen, die uns in diesem Zusammenhang interessieren, beziehen sich darauf, daß Leseanfänger entdecken und erfahren, daß schriftsprachliche Elemente wie Buchstaben, Silben und dergleichen *beliebig kombinierbar* sind, daß *viele* auf diesem Weg entstandenen Kombinationen aussprechbar sind[3] und daß einige Kombinationen zusätzlich *Bedeutung* tragen. Dies ist eine Realisierung, die im herkömmlichen Unterricht oder in Fibeln - wenn überhaupt - nur selten und wenig gezielt eingesetzt wird. Bei falsch geschriebenen Wörtern wird sich der Lehrer vielleicht verleiten lassen, ein Wort entsprechend den benutzten Graphemen lautgetreu auszusprechen. Vielleicht liegt darin aber gerade ein bisher vernachlässigter Aspekt: Wenn Kinder frühzeitig erfahren, daß die von ihnen erzeugten schriftsprachlichen Segmente und Kombinationen aussprechbar sind, dann werden ihnen implizit auch die orthographischen Regeln vermittelt, auf denen diese Zurückweisungen basieren. So sind im Deutschen bestimmte Buchstabenkombinationen am Anfang eines Wortes (z.B. »RT«) nicht gebräuchlich. Durch derartige Regeln

[3] In bestimmten Fällen ist eine Aussprechbarkeit nur eingeschränkt vorhanden, so daß die anzubietenden Buchstaben durch geeignete Restriktionen einer Vorauswahl zu unterziehen sind.

reduzieren sich die Kombinationsmöglichkeiten der gültigen Buchstabenabfolgen immens. Viele Regeln sind nur heuristischer Natur und explizit auch dem erwachsenen Leser nicht bewußt, trotzdem kann davon ausgegangen werden, daß sie unser Rechtschreibverhalten nachhaltig beeinflussen. Inwieweit sie auf den Leselernprozeß einwirken, ist weitgehend unerforscht.

Die bestehenden Regeln des mündlichen Sprachgebrauchs, über die das Kind bereits (implizit) verfügt und die es dem Kind auch gestatten, gebräuchliche von nicht-gebräuchlichen (im Extrem nicht aussprechbaren) Lautkombinationen der gesprochenen Sprache zu unterscheiden, sind weitgehend auf die Schriftsprache übertragbar; dies dürfte zumindest bei einer Schriftsprache mit (nahezu) eineindeutiger Graphem-Phonem-Korrespondenz zutreffen, z.B. dem Finnischen. Aus diesem Grunde verwenden wir als Leseeinstieg in unseren Programmen nur eineindeutige Graphem-Phonem-Korrespondenzen; durch die später zu erlernenden mehrdeutigen Zuordnungen kommen zusätzliche Gesetzmäßigkeiten ins Spiel, auf die zunächst verzichtet werden kann.

Vielleicht ist es sinnvoll, die im mündlichen Sprachgebrauch (implizit) vorhandenen heuristischen Regeln auf den schriftlichen Sprachgebrauch zu übertragen. Wenn Kinder nicht-gebräuchliche schriftsprachliche Kombinationen bilden dürfen, so können sie diese durch die entsprechende Aussprache auch als nicht-gebräuchlich bzw. als nicht aussprechbar identifizieren. Nach dem Motto: "Ich habe etwas geschrieben, was sich gesprochen nicht sinnvoll anhört bzw. nicht aussprechbar ist." Nach einiger Zeit wird das Kind erfahren: "Zu allem, was gesprochen 'keinen Sinn' ergibt, existiert auch eine geschriebene, ebenfalls 'sinnlose' Abfolge von Buchstaben! Demgegenüber existieren bestimmte Abfolgen, die 'sinnvolle' Lautkombinationen abbilden. Ich kann die Regeln dazu erwerben!" Man muß hier möglicherweise aber differenzieren, daß es Graphemkombinationen gibt, die zwar den laut- und schriftsprachlichen Gesetzmäßigkeiten nicht widersprechen und trotzdem in ihrer Kombination kein 'sinnvolles' Wort ergeben.

Das Lernen von Regeln impliziert immer zweierlei: Einmal das Erlernen, in welchen Fällen eine bestimmte Regel anzuwenden ist, die einen gültigen Output produziert; zum anderen das Erlernen der Fälle, in denen die Regel nicht anzuwenden ist, weil sie dort etwas Nicht-Gültiges (Nicht-Aussprechbares) produziert. Wir vermuten daher, daß in diesem Fall die lautsprachliche Rückmeldung sinnloser, nicht-gebräuchlicher und im Extrem nicht aussprechbarer Buchstabenkombinationen den Schriftspracherwerb erleichtern könnte. In einer begleitenden empirischen Studie wird diese These momentan untersucht.

2.3 Das Lesememory

Mit dem Lesememory ist ein Programm entwickelt worden, mit dem eine empirische Evaluierung einiger Übungen des Lesetools vorgenommen wird. Das Lesememory besteht zunächst aus Ganzwortübungen und Übungen zur Wortanalyse und -synthese. Insgesamt gliedert sich das Programm in fünf, z.T. wieder untergliederte Phasen. Das Programm beginnt mit einer kurzen Animation. Auf dem Bildschirm erscheint ein laufendes Männchen namens »Lemo«. Nach kurzer Zeit wendet es sich dem Kind zu und spricht es an ("Ich will Lesen lernen. Machst du mit? Dann berühre mich!"). Reagiert das Kind auf diese Aufforderung durch Berühren des Bildschirms, löst es durch seine Handlung den eigentlichen Beginn des Programms aus. Hiermit wird ein erster Kontakt mit dem Rechner über Touchscreen hergestellt.

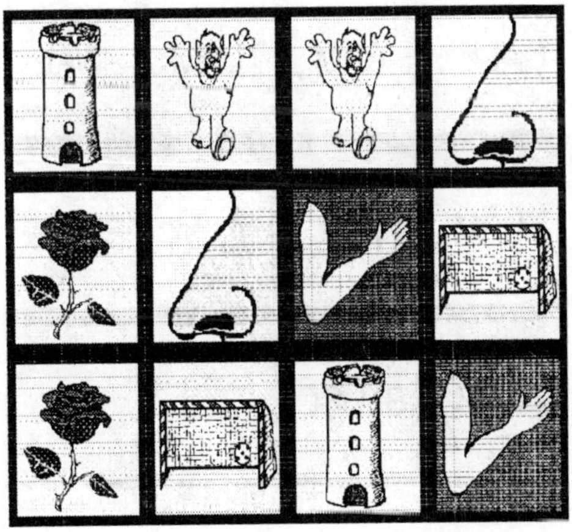

Abb. 6: Lesememory: Bild-Bild-Zuordnungen. "Welche Bilder gehören zusammen?"

Ganzwortübungen. Vom Programmablauf der nächsten Phasen hat das Lesememory seinen Namen: Sie orientieren sich an einer dem Memoryspiel nachempfundenen paarweisen Zuordnung einzelner, auf dem Computermonitor dargebotener 'Karten' von Schriftwörtern und Bildern. Im Unterschied zum ursprünglichem Memory ist im Lesememory aber nichts verdeckt, sondern die Karten liegen offen und müssen nur einander zugeordnet werden.

Zunächst - auch wieder als Einübung in die Bedienung - geht es um *Bild-Bild-Zuordnungen* (Abb. 6): Die Kinder sollen alle Bildpaare durch Berühren des Touchscreens identifizieren. Gleichzeitig erfolgt auch hier schon eine Aussprache der zugehörigen Begriffe. Damit wird den Kindern ein Einstieg in das Programm geboten und das übergeordnete, generelle Ziel des Programms vermittelt: die Memory-Karten abzuräumen. Ziel solcher Übungen ist es, das Interaktionsproblem mit dem Computer zu lösen, damit dieses nicht das Sachproblem - die eigentlichen Leseübungen - behindert (vgl. STREITZ, 1988).

Als erste visuelle Diskriminationsaufgabe sollen die Kinder Buchstaben oder einfache Wörter unterscheiden. Dies ist bei den *Wort-Wort-Zuordnungen* der Fall (Abb. 7). Berührt ein Kind ein Wort, erfolgt dessen Aussprache, wodurch die Übungen auch das ganzheitliche Vorgehen repräsentieren (z.B. TOPSCH, 1979; BRÜGELMANN, 1989).

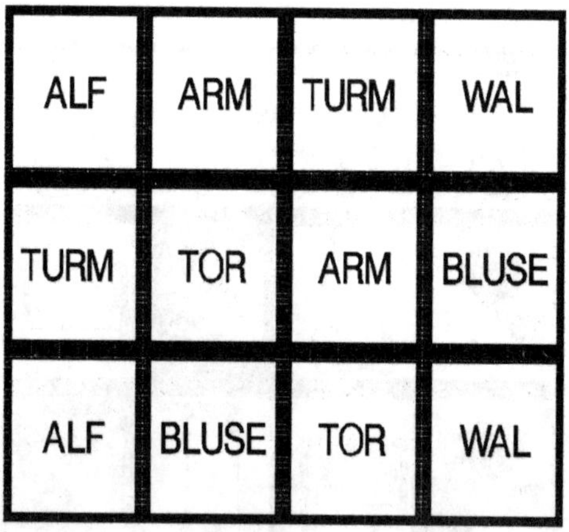

Abb. 7: Lesememory: Wort-Wort-Zuordnungen. "Welche Wörter gehören zusammen?"

In der letzten Memory-Übung werden *Wort-Bild-Zuordnungen* ausgeführt (Abb. 8). Wenn man so will, wird hier die Eigenschaft der Schriftwörter, Bedeutungsträger zu sein, nochmals hervorgehoben.

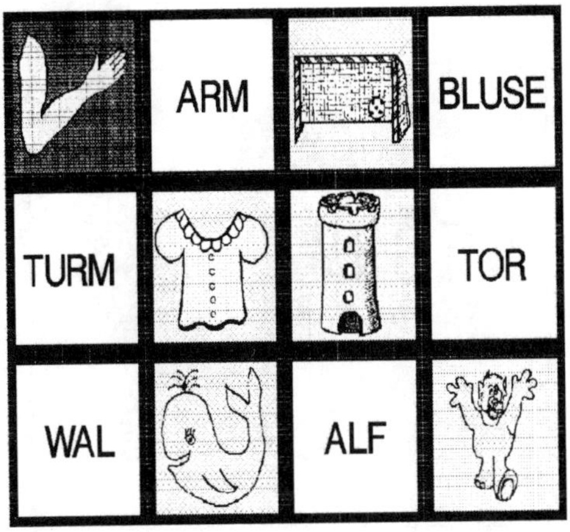

Abb. 8: Lesememory: Wort-Bild-Zuordnungen. "Welches Bild paßt zum Wort?"

Graphem-Phonem-Übungen. Nach dieser eher ganzheitlich orientierten Lernphase fährt der Leselernangebot mit der vollen Durchgliederung eines Wortes in den sog. Graphem-Phonem-Übungen fort. Diese beginnen mit dem Benennen des Wortes (*Passive Rezeption Ganzwort*) und der Darbietung der einzelnen Graphem-Phonem-Paare mittels der 'Moving-window'-Technik (*Passive Rezeption Buchstabe/Laut*): Blaue Felder fahren über die einzelnen Buchstaben und die dazugehörenden Laute werden ausgesprochen.

Nach diesem eher passiven Zuhören und Zuschauen werden die Lesenlernenden wieder selbst aktiv, indem sie die blauen Felder (*Aktive Rezeption Buchstabe/Laut*, "Berühre den Buchstaben im blauen Feld!") oder die Grapheme berühren (Abb. 9, *Produktion Buchstabe/Laut*, "Berühre den Buchstaben »U«!").

Dieser Vorstellungssequenz folgen synthetische Übungen, in denen die Kinder zufällig angeordnete Grapheme zu einem Wort zusammenbauen, einmal angeleitet durch vorheriges Nennen der zugehörigen Phoneme (Abb. 10, *Aktive Rezeption Wortaufbau*, "Berühre den Buchstaben »R«!"), zum anderem vollkommen selbständig (*Produktion Wortaufbau*, "Baue das Wort »Turm«!").

Als Fehlerrückmeldung erhalten die Kinder in Interaktion mit dem Programm gezielte lautsprachliche Hinweise vom Computer (z.B. "Das ist ein Bild, kein Wort!" oder "Das Bild paßt nicht zu dem Wort Rose!"). Damit

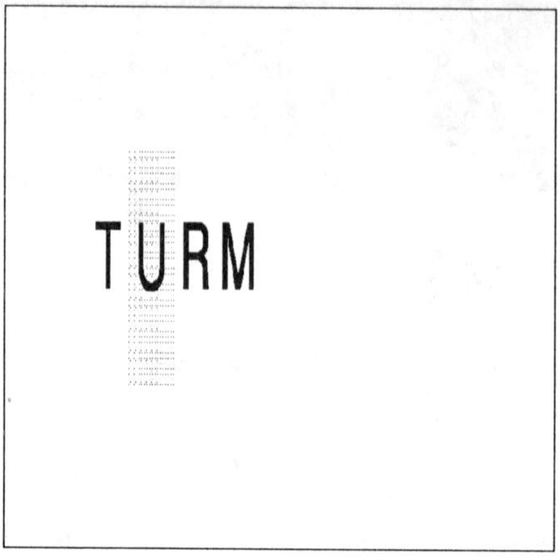

Abb. 9: Lesememory: Aktive Rezeption Buchstabe/Laut bzw. Produktion Buchstabe/Laut. "Berühre den Buchstaben im blauen Feld!" bzw. "Berühre den Buchstaben »U«!"

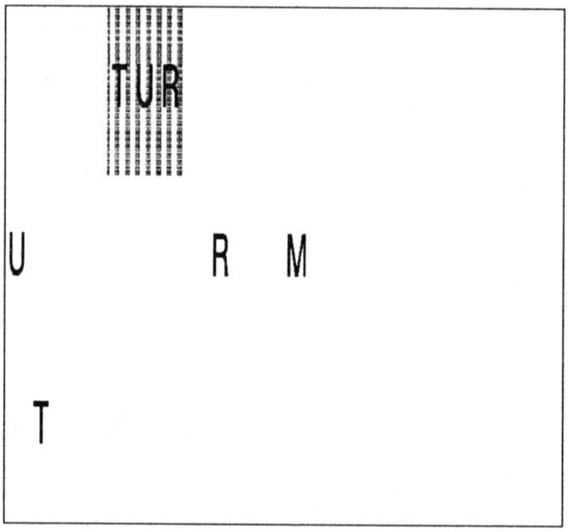

Abb. 10: Lesememory: Aktive Rezeption Wortaufbau bzw. Produktion Wortaufbau. "Berühre den Buchstaben »R«!" bzw. "Baue das Wort »Turm«!"

wird ihnen die Möglichkeit eröffnet, ihre Handlung zu korrigieren und einen weiteren Versuch zu unternehmen. Ebenso erfolgt eine positive Rückmeldung in Form eines verbalen Lobes.

3. Ein Experiment: Wie wirkt eine synchrone oder asynchrone Präsentation von Schrift- und Lautsprache?

Mit dem Lesememory wurde innerhalb des TAO-Projekts eine erste experimentelle Fragestellung untersucht. Diese ergibt sich aus den zeitlichen Verhältnissen der Darbietung, weil ein Rechner sowohl eine kontrollierte synchrone als auch eine kontrollierte asynchrone Präsentation von Schrift- und Lautsprache erlaubt. In der Regel legt der Programmierer eines derartigen Lernprogramms die zeitlichen Darbietungsverhältnisse fest; um den Lernerfolg zu optimieren, wären Kenntnisse über die kognitiven Erwerbsmechanismen erwünscht. Wie wirken also unterschiedliche zeitliche Abfolgen von Schrift- und Lautsprache auf den Schriftspracherwerb?

Einerseits kann man postulieren, daß z.B. durch eine strikt synchrone Darbietung von gesprochenem und geschriebenen Wort (bzw. Wortsegment) die Graphem-Phonem-Korrespondenzen unmittelbarer wahrnehmbar und erfahrbar werden. Oder anders ausgedrückt: Durch die gleichzeitige Wahrnehmung graphemischer und phonologischer Strukturen wird die funktionelle Verknüpfung korrespondierender Codes optimiert. Dies sollte positive Auswirkungen auf die Herstellung der entsprechenden Assoziationen und infolgedessen auf den Schriftspracherwerb haben. Tatsächlich wird diese These von einigen Autoren favorisiert (BOUMA & LEGEIN, 1980; TRUIN, 1983; REITSMA, ELLERMANN & SPAAI, 1987; SPAAI, REITSMA & ELLERMANN, 1989; WISE, OLSON & TREIMAN, 1990).

Andererseits kann eine relativ zur Schriftsprache synchrone Lautdarbietung dazu führen, daß die vom Kind intern eingeleiteten Kodierungsprozesse (im externen Verhalten bisweilen als begleitendes Lautieren beobachtbar) nicht vollendet bzw. durch die zwischenzeitliche, vom Rechner erzeugte Lautdarbietung überlagert werden. Dies wäre eine unerwünschte Interferenzquelle, die sich negativ auf den Lernverlauf auswirken könnte. In einem solchen Fall sollte eine asynchrone Präsentation den Schriftspracherwerb erleichtern.

Durch diese Alternativen wird die Frage nach den optimalen zeitlichen Verhältnissen aufgeworfen.

3.1 Methode

Wortschatz. Auf der Basis des Lesememories wurde ein *E*rst-*L*ese-*L*ern*a*ngebot[4] (ELLa) entwickelt. »ELLa« spezifiziert für das Lesememory einen ausgewählten Wortschatz, der auf dem Graphem-Phonem-Bestand gängiger Fibeln basiert und bestimmte Programmspezifika berücksichtigt. Das Programm erfordert z.B. eine Beschränkung auf abbildbare, gegenständliche Nomen, was auch die Interaktion mit dem Rechner vereinfachte. Außerdem verwendeten wir ausschließlich Großantiqua, um die Anzahl der zu lernenden Grapheme zu verringern (insgesamt 23 verschiedene Wörter, einschließlich 8 Kontrollwörtern, die aus 16 Graphemen bzw. 19 Phonemen zusammengesetzt sind).

Durchführung. Das gesamte Lernangebot umfaßt sieben Trainingssitzungen von je ca. 30 Minuten Dauer. Zusätzlich kam, anschließend an jede ungerade Trainingssitzung, ein Kontrollprogramm zur Anwendung, um den Lernerfolg zu testen. Dieses Kontrollprogramm besteht - wie erwähnt - aus modifizierten Übungen des Lesetools[5] (ausführliche Beschreibung aller

---

[4]In der vorliegenden Form ist das Lernangebot ELLa zur empirischen Evaluierung als ein eher direktiver Lehrgang konzipiert, das weder den Schulunterricht noch einen Fibellehrgang ersetzen soll und kann. Da sich aber eine erfolgreiche Evaluierung auch am Lernerfolg messen muß, ist eine derartige Lehrgangskonzeption im wissenschaftlichen Kontext zur Absicherung der einzelnen Übungsformen und Präsentationsweisen unvermeidlich. In der konkreten pädagogischen Situation sollte ein solcher Lehrgang eher als Lernangebot eingehen, der auch individuellen Bedürfnissen des Schülers und des Lehrers durch Modifikationen von Steuerdateien Rechnung trägt.

[5] Folgende sechs Aufgaben werden verwendet:
Wort-Bild-Zuordnung: Das Kind wählt in einem im im unteren Teil des Bildschirms dargebotenen Schriftwort das zugehörige Bild aus vier Alternativen aus (vgl. Abb. 2, S. 9).
Buchstabenidentifikation in Zufallsanordnung: Das Kind zeigt in einer zufälligen Anordnung von sechs Buchstaben auf einen bestimmten (vgl. Abb. 1, S. 8).

(Fortsetzung...)

Aufgabentypen in Müsseler, Hofmann & Adolphs, 1992; vgl. auch Abschnitt 2.1). Sämtliche Aktionen des Kindes mit dem Rechner werden in einem Logfile registriert.

Design. Die Synchronizität ist der einzige experimentelle Faktor, der zwischen den Vpn systematisch variiert:

Unter der synchronen Bedingung werden die Grapheme/Wörter immer gleichzeitig mit der zugehörigen Lautsprache dargeboten; da in der Regel mehrere Grapheme/Wörter auf dem Bildschirm präsentiert werden, erscheint zusätzlich das gerade ausgesprochene Graphem/Wort zur Steuerung der Aufmerksamkeit rot umrandet.

In der asynchronen Bedingung ist der Zusammenhang zwischen Laut- und Schriftsprache entkoppelt: Nach der Berührung des Graphems/Wortes über Touchscreen ist die Reaktion des Rechners zunächst visuell unspezifisch (ein roter Rahmen umrandet für eine Sekunde den gesamten Bildschirm und damit alle Grapheme/Wörter), das Bild erlischt dann, und die phonologische Aussprache erfolgt erst nach einer weiteren Sekunde. Diese Zeitdauer ist gewählt worden, damit das Graphem/Wort bei dessen Aussprache nicht noch im (visuell-)ikonischen Speicher zugänglich ist[6].

---

[5](...Fortsetzung)

Buchstabenidentifikation im Wortzusammenhang: Das Kind berührt in einem dargebotenen Wort ein (phonemisch benanntes) Graphem.

Wortproduktion aus Wortsegmenten: Von drei dargebotenen Silben oder Morphemen ergeben zwei ein Wort (vgl. Abb. 3, S. 10).

Lückenwort: Ein Wort wird dargeboten, in dem ein Buchstabe fehlt. Aus vier Buchstaben ist der richtige zu wählen.

Wortproduktion aus Buchstaben: Zusammensetzen eines Wortes aus einzelnen Buchstaben.

[6] Prinzipiell wären auch noch längere Verzögerungen möglich. Das hätte allerdings zur Folge gehabt, daß die Vpn insgesamt eine längere Zeitdauer vor dem Rechner hätten verbringen müssen. Dadurch wären aber zum einem die beiden Variationen nur bedingt miteinander vergleichbar gewesen und zum anderem - und dies war für die Festlegung ausschlaggebend - wird der zu erwartende Effekt irgendwann natürlich trivial. Es geht ja darum, die Wirkung von Synchronizität/Asynchronizität im engeren Sinne, also in einem überschaubaren zeitlichen Rahmen zu prüfen.

Die hier vorliegende asynchrone Bedingung simuliert eine Dissoziation von Laut- und Schriftsprache in einer extremen Form, so daß die Graphem-Phonem-Korrespondenzen bestenfalls im Kurzzeitgedächtnis hergestellt werden können. Diese extreme Variation ist nicht nur *zeitlich* asynchron (durch verzögerte Lautsprache), sondern auch *visuell* (durch zuvor ausge-

(Fortsetzung...)

Die experimentelle Variation der Synchronizität betrifft nur die Trainingssitzungen. Das Kontrollprogramm ist für beide Versuchsbedingungen identisch und gibt keinerlei (Fehler-)Rückmeldung, um nicht selbst unbeabsichtigte Lerneffekte zu bewirken.

Versuchspersonen. Die Erhebung erfolgte im Frühjahr 1992 in zwei Kindergärten des Stadtgebiets München. 37 von anfangs 40 Kindergartenkindern im Alter von 5 bis 6 Jahren beiderlei Geschlechts beendeten das Trainingsprogramm; das Ausscheiden von drei Kindern hatte unspezifische Gründe (Umzug bzw. Krankheit), die sich nicht auf die Repräsentativität der Stichprobe auswirken sollten. 17 der 37 Vpn waren einer synchronen, die restlichen 20 einer asynchronen Bedingung zufällig zugewiesen worden.

3.2 Ergebnisse und Diskussion

Kontrollsitzungen. Kriterium für den "Lernerfolg" des Programms sind primär die Daten der (für beide Gruppen identischen) Kontrollsitzungen. Es zeigte sich, daß in der asynchronen Bedingung deutlich weniger Fehler gemacht werden (Fehlerrate über alle Sitzungen und Aufgabentypen: synchron 53%, asynchron 40%; $F_{1,35} = 4.27$; $MSE = .04$; $p < .05$). Abbildung 11 zeigt die mittleren Fehlerraten, gemittelt über die verschiedenen Aufgabentypen.

Wenn man die Fehler auf der Ebene des Aufgabentyps analysiert, zeigt sich eine Überlegenheit der unter der synchronen Bedingung trainierten Kinder bei keiner der sechs Kontrollaufgaben. Vielmehr ist bei vier der sechs Aufgabentypen konstant über alle Sitzungen eine niedrigere Fehlerrate der unter der asynchronen Bedingung trainierten Kinder festzustellen, bei drei davon erweist sich der Haupteffekt Synchronizität auf dem 5%-Niveau als signifikant: Bei den Aufgabentypen "Wort-Bild-Zuordnung", "Buchstabenidentifikation in Zufallsanordnung" und "Lückenwort". Ein Lerneffekt über die Sitzungen zeigt sich am deutlichsten bei den Aufgabentypen "Buchsta-

---

[6](...Fortsetzung)
blendete Schriftsprache) und dient dazu, die Variationsbreite festzustellen, die bei Manipulation der Synchronizitätsvariablen maximal erwartet werden kann.

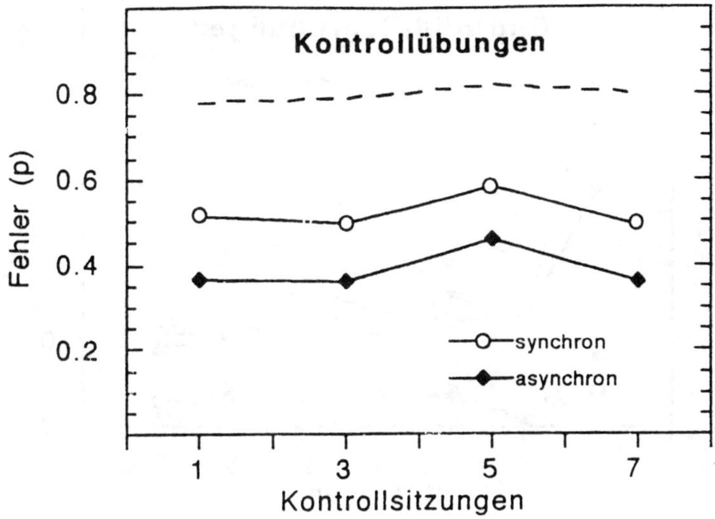

Abb. 11: Fehlerrate in den vier Kontrollsitzungen. Dargestellt sind die Mittelwerte über alle Aufgabentypen. Die gestrichelte Linie gibt die durch Raten zu erwartende Fehlerrate an.

benidentifikation im Wortzusammenhang" und "Buchstabenidentifikation in Zufallsanordnung". Dabei ist zu berücksichtigen, daß die Kontrollsitzungen durch den wachsenden Anteil von Transferwörtern[7] zunehmend schwieriger werden, so daß auch ein Gleichbleiben der Fehlerraten als Lernerfolg zu interpretieren ist. Generell gilt es festzuhalten, daß bei allen Kindern die Fehlerraten durchgängig weit niedriger liegen, als durch Zufall (d.h. "Raten") zu erwarten wäre (vgl. gestrichelte Linie in Abb. 11).

Diese Ergebnisse zeigen somit eine Überlegenheit der asynchronen Präsentation. Wenden wir uns im folgenden den Trainingssitzungen zu.

Trainingssitzung: Ganzwortübungen. Innerhalb jeder Trainingssitzung führen die Kinder als erste Übungen Bild-Bild-, Wort-Wort- und Wort-Bild-Zuordnungen durch. Diese einfachen drei Übungen sollen die Bedienung des

[7]*Transferwörter* sind ungelernte Wörter, die aus (einer der vorangegangenen Trainingssitzungen) bekannten Elementen (Buchstaben bzw. Morphemen) konstruiert werden können.

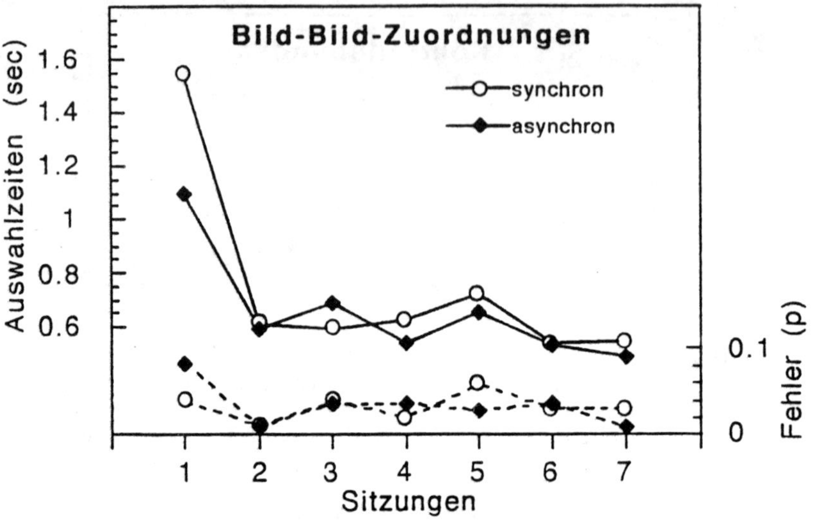

Abb. 12a: Mittlere Auswahlzeiten (durchgezogene Linien, linke Ordinate) und Fehlerraten (gestrichelte Linien, rechte Ordinate) in den Bild-Bild-Zuordnungen.

Programms bzw. den Umgang mit dem Rechner erlernen helfen. Die Fehlerraten liegen hier durchgehend auf bzw. unter einem 10%-Niveau. Die zugehörigen Zeiten nehmen bei den Bild-Bild-Zuordnungen ab der zweiten Sitzung nur noch unwesentlich ab (vgl. Abb. 12a; $F_{6,204} = 2.77$; MSE = .42; $p < .001$). Dasselbe gilt für die Wort-Bild-Zuordnungen (vgl. Abb. 12b; $F_{6,204} = 5.95$; MSE = 1.11; $p < .001$). Die höheren Zeiten bei der ersten Sitzung machen die anfänglichen Unsicherheiten und Verständnisprobleme der Kinder deutlich. Ein Unterschied zwischen der synchronen und asynchronen Bedingung ist hier nicht zu verzeichnen.

Anders liegen die Verhältnisse bei den Wort-Wort-Zuordnungen (vgl. Abb. 12c: $F_{1,34} = 8.87$; MSE = 7.21; $p = .005$). Hier ist anzumerken, daß die Kinder der asynchronen Bedingung aufgrund der Darbietungsverhältnisse eine zusätzliche Zeit von einer Sekunde zur Verfügung haben. Das ist genau der Zeitraum, der zwischen dem Berühren des zweiten Wortes des ersten Wortpaares bis zur Aussprache desselben durch den Rechner vergeht. Offenbar nutzen die Kinder in der asynchronen Bedingung diesen »Vorsprung«

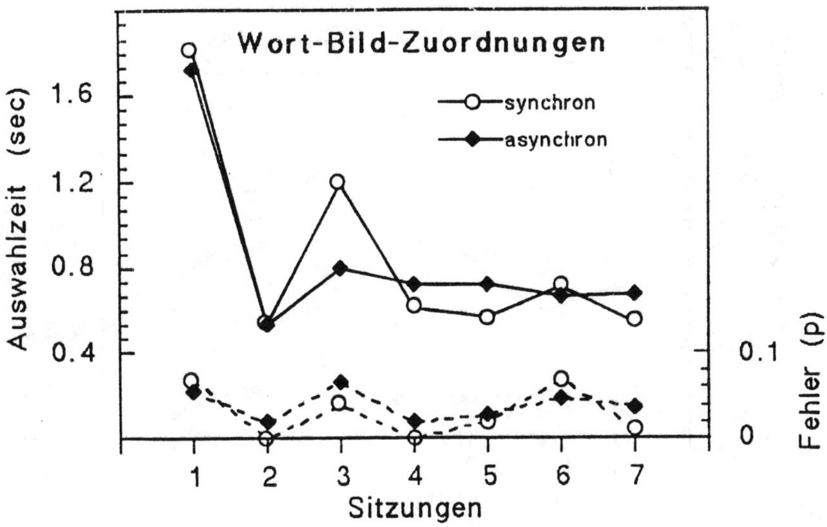

Abb. 12b: Mittlere Auswahlzeiten (durchgezogene Linien, linke Ordinate) und Fehlerraten (gestrichelte Linien, rechte Ordinate) in den Wort-Bild-Zuordnungen.

zum Lokalisieren des nächsten Wortpaares und können dadurch auf die nachfolgende Instruktion schneller reagieren. Die Programmverzögerung wird effektiv ausgenutzt. Verschiebt man in Abbildung 12c die asynchrone Bedingung um eine Sekunde nach oben, so verschwindet der Unterschied im Ausgangsniveau der beiden Gruppen[8].

Insgesamt entsprechen die Daten der Ganzwortübungen den Erwartungen und lassen sich plausibel interpretieren. Diese Übungen vermitteln, daß Wörter (genauso wie Bilder) sinnhaltige Symbole sind. Außerdem üben sie die visuelle Diskrimination auf Ganzwortebene. Sie schaffen einen Kontext für die im folgenden dargestellten Auswertungen zu den Graphem-Phonem-Übungen.

---

[8] Eine Wechselwirkung Sitzung-Bedingung, die man aufgrund des Datenverlaufs vermuten könnte, kann nicht nachgewiesen werden ($F_{6,204}$ = 1.79; MSE = 2.02; n.s.), signifikant ist allerdings auch hier der Lerneffekt über die Sitzungen ($F_{1,34}$ = 8.87; MSE = 7.21; p = .005).

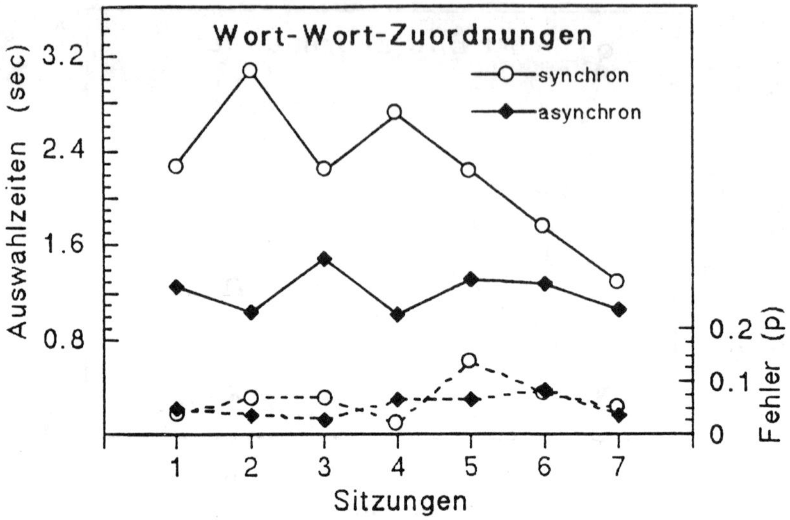

Abb. 12c: Mittlere Auswahlzeiten (durchgezogene Linien, linke Ordinate) und Fehlerraten (gestrichelte Linien, rechte Ordinate) in den Wort-Wort-Zuordnungen.

Trainingssitzung: Graphem-Phonem-Übungen. Zunächst noch einmal die Aufgabe: Das Kind wählt sukzessiv jedes der sechs im »Memory« dargebotenen Wörter aus und durchläuft mit jedem dieser Wörter einen Zyklus von sechs Übungen. Die ersten beiden, passive Rezeption Ganzwort und passive Rezeption Buchstabe/Laut, sind reine Präsentationen und erfordern keine Handlung seitens des Kindes, so daß hierzu auch keine Daten vorliegen können.

Die folgenden vier Übungen zum Erwerb der Graphem-Phonem-Korrespondenzen ('Aktive Rezeption Buchstabe/Laut' (a); 'Produktion Buchstabe/Laut' (b); 'Aktive Rezeption Wortaufbau' (c); 'Produktion Wortaufbau' (d); vgl. Abschnitt 2.3 zur Beschreibung der Übungen) weisen eine in ihrer Reihenfolge zunehmende Schwierigkeit auf. Die ersten beiden Übungen haben den Charakter von *Wissensaufnahme*; mit jeder Berührung ertönt (synchron bzw. asynchron) das dem jeweiligen Graphem entsprechende Phonem. Die Aufgabe wird dadurch gelöst, daß das Kind immer von links nach rechts das blaue Feld bzw. ein Graphem berührt. Die beiden letzten Übungen erfordern hingegen eine *Anwendung* des bislang erworbenen Wissens; und zwar dergestalt, daß das Kind (mit unterschiedlichem Ausmaß an Hilfe durch das Programm) eine Umkehrung der erworbenen Korrespondenzbeziehung zwischen visuellem und phonologischen Code abrufen muß.

Die Abbildungen 13a-13d stellen die dazugehörigen Daten dar. Nur bei den ersten beiden Übungen (*Wissensaufnahme*) dieser Trainingseinheit erweist sich die synchrone Bedingung in den Auswahlzeiten als überlegen (Abb. 13a: $F_{1,34} = 4.50$; $MSE = 1.31$; $p < .05$; ebenso bei Abb. 13b: $F_{1,34} = 7.93$; $MSE = 1.42$; $p < .01$; bei jeweils geringen Unterschieden in den Fehlern).

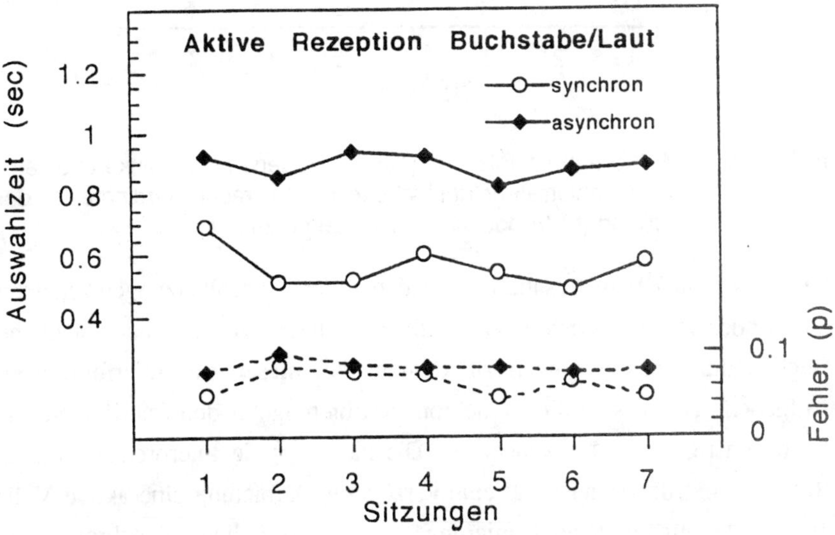

Abb. 13a: Mittlere Auswahlzeiten (durchgezogene Linien, linke Ordinate) und Fehlerraten (gestrichelte Linien, rechte Ordinate) in der Übung (a) 'Aktive Rezeption Buchstabe/Laut'.

Bei den beiden letzten *Wissensanwendung* erfordernden Übungen verschwindet dieser Zeitvorteil (Abb. 13c und 13d, jeweils $F < 2.0$, n.s.). Bei der schwierigsten (da am meisten Transfer erfordernden) Übung 'Produktion Wortaufbau' ist als einzige die Fehlerrate der asynchronen Bedingung über alle Sitzungen durchgängig niedriger als die der synchronen (Trend: $F_{1,34} = 2.88$; $MSE = .08$; $p < .10$). Dies spricht für eine höhere Transferleistung unter der asynchronen Bedingung. Betrachtet man die Daten dieser Gra-

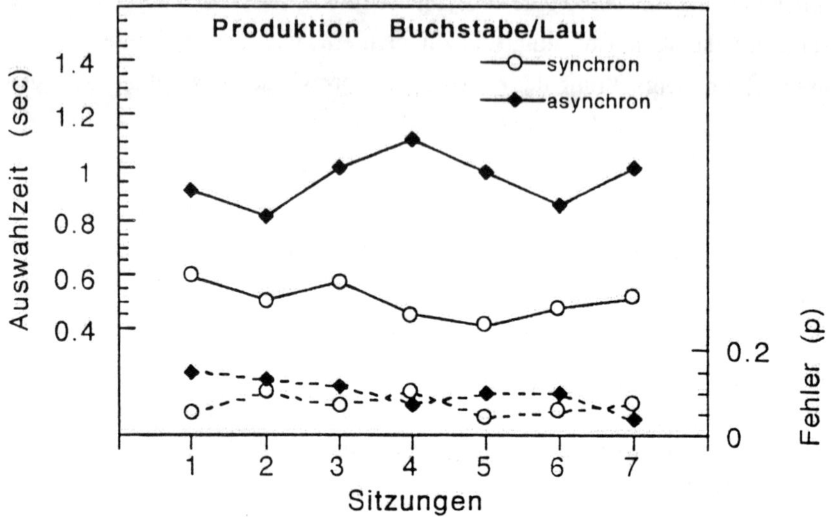

Abb. 13b: Mittlere Auswahlzeiten (durchgezogene Linien, linke Ordinate) und Fehlerraten (gestrichelte Linien, rechte Ordinate) in der Übung (b) 'Produktion Buchstabe/Laut'.

phem-Phonem-Übung zusammen mit denen der Kontrollsitzungen scheinen die Kinder in der asynchronen Bedingung die verzögerte lautsprachliche Rückmeldung besser nutzen zu können: Bei diesen transfererfordernden Aufgaben erweist sich die asynchrone Darbietung für den Schriftspracherwerb günstiger als eine synchrone. Die naheliegende Interpretation dieses Befunds geht davon aus, daß eine verzögerte Darbietung eine aktive Vollendung der eingeleiteten Kodierungsprozesse ermöglicht. Synchrone Darbietung fördert dies nicht, wirkt möglicherweise sogar interferierend. Damit fördert nicht eine *physikalisch* optimale (synchrone) Reiz*präsentation*, sondern eine optimale Stimulierung der aktiven Konstruktion *interner Repräsentationen* den Schriftspracherwerb.

Das schlechte Abschneiden der synchronen Bedingung dürfte auch darauf zurückzuführen sein, daß sich in unserem Programm durch die vorgeschalteten passiven Rezeptionsphasen (s.o.) sehr schnell eine funktionelle Verknüpfung bestimmter Grapheme und Phoneme etabliert hat. Ist dies erst der Fall, wird bei Darbietung eines bekannten Graphems nicht nur der korrespondierende phonologische Kode aktiviert, sondern ebenfalls der zur Aussprache des Phonems notwendige artikulatorische Kode: Die Leseanfänger

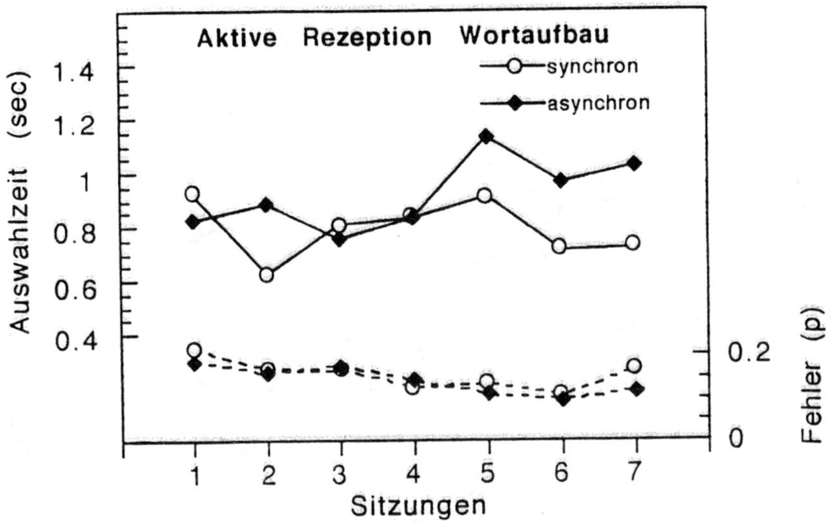

Abb. 13c: Mittlere Auswahlzeiten (durchgezogene Linien, linke Ordinate) und Fehlerraten (gestrichelte Linien, rechte Ordinate) in der Übung (c) 'Aktive Rezeption Wortaufbau'.

sprechen den Laut aus, wie häufig zu beobachten war, oder artikulieren zumindest subvokal, und dies tun sie offenbar auch dann, wenn sie nicht dazu aufgefordert sind. Damit werden die Leseanfänger unter der asynchronen Darbietung in die Lage versetzt, die von ihnen erwarteten und intendierten lautsprachlichen Rückmeldungen (z.B. das Artikulieren/Verbalisieren der dargebotenen Grapheme) eigenständig zu realisieren und durch die nachfolgende Darbietung bestätigen zu lassen. Dies wirkt sich günstig auf die Gedächtnisleistung aus[9]. Das ist für die Leseanfänger unter der synchronen Darbietung nicht der Fall; sie werden durch die unmittelbare Rückmeldung eben gerade nicht dazu veranlaßt, selbständig den artikulatorischen und/oder phonetischen Kode zu generieren.

---

[9]Eine ähnliche Interpretation findet sich in Experimenten, die beim Erwerb motorischer Bewegungsabläufe verschiedene Feedbackbedingungen realisieren. Ein allgemeiner Befund ist der, daß verzögertes oder intermittierendes im Vergleich zu kontinuierlichem Feedback ('KR = knowledge of results') die spätere Replizierbarkeit der motorischen Bewegung deutlich erhöht (WULF & SCHMIDT, 1989; SCHMIDT, 1991).

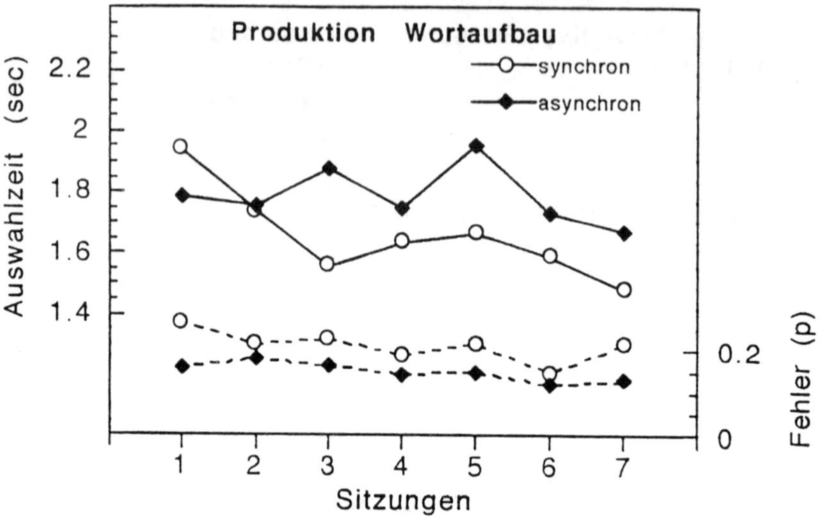

Abb. 13d: Mittlere Auswahlzeiten (durchgezogene Linien, linke Ordinate) und Fehlerraten (gestrichelte Linien, rechte Ordinate) in der Übung (d) 'Produktion Wortaufbau'.

In einer sehr frühen Phase, in der der Leseanfänger noch über keinerlei Vorhersagen bezüglich der Graphem-Phonem-Korrespondenzen verfügt und diese somit auch nicht kognitiv aktivieren kann, sollte sich allerdings die synchrone Bedingung günstiger auswirken. In dieser anfänglichen Phase kann der Leseanfänger noch gar nicht über konkrete Vorhersagen der oben beschriebenen Handlungseffekte verfügen und damit diese auch nicht vorwegnehmen; diese sind erst in späteren Phasen verfügbar. Folgerichtig sollte sich Synchronizität wohl in sehr frühen Aneignungsphasen günstig, später dagegen eher hinderlich auswirken. Die sich daraus ableitbaren Vorhersagen sind durch geeignete Experimente überprüfbar und versprechen differenzierten Aufschluß über generelle Mechanismen des Schriftspracherwerbs.

4. Zusammenfassung

Im ersten Teil dieses Beitrages wurden Fragestellungen erörtert, die die computerspezifischen Förderungsmöglichkeiten des Schriftspracherwerbs kennzeichnen. Danach wurden drei im Rahmen des Projekts TAO 'Texte für

Auge und Ohr' entwickelte Computerprogramme vorgestellt. Alle Programme realisieren eine computergesteuerte Ausgabe von Schrift- und Lautsprache.

Beim Programm Lesetool handelt es sich um eine Ansammlung von Übungen, die mit einer Steuerdatei individuell für Lehr- und Forschungszwecke zusammengestellt werden können. Während das Lesetool hauptsächlich das 'drill and practice'-Prinzip realisiert, ist das zweite Programm, das Leseadventure, auf eine erweiterte Interaktion mit dem Rechner ausgerichtet. Hier geht es darum, durch produktive Schreibaktivitäten Hindernisse und Aufgaben in einem fiktiven Handlungsraum zu lösen.

Lesememory, das letzte Programm, ist ein Lernangebot, mit dem eine erste Fragestellung des Projekts empirisch überprüft wurde. Diese Fragestellung ergab sich aus den zeitlichen Darbietungsverhältnissen, weil ein Rechner sowohl eine kontrollierte synchrone als auch asynchrone Präsentation von Laut- und Schriftsprache gewährleistet. Die Ergebnisse zeigen in den transfererfordernden Übungen nahezu durchgängig eine Überlegenheit der asynchronen Präsentationsform. Dies wurde damit interpretiert, daß in der asynchronen Bedingung die vom Leseanfänger intern eingeleiteten Kodierungsprozesse vollendet und nicht durch eine zwischenzeitliche, vom Rechner erzeugte Lautdarbietungen überlagert werden.

Literatur

ASCHERSLEBEN, G., GSTALTER, H., KAISER, F., STRUBE, V. & ZANG-SCHEUCHER, B. (1989). Prototyping als Verfahren zur Software-Entwicklung. *Zeitschrift für Arbeitswissenschaft, 43*, 42-47.

BALTRA, A. (1990). Language learning through computer adventure games. *Simulation and Gaming, 21*, 445-452.

BARRON, R. W. (1986). Word recognition in early reading: A review of the direct and indirect access hypotheses. *Cognition, 24*, 93-119.

BERTELSON, P. (1986). The onset of literacy: Liminal remarks. *Cognition, 24*, 1-30.

BÖSSER, T. (1987). *Learning in man-computer interaction. A review of the literature*. Berlin: Springer-Verlag.

BOHNENKAMP, A. & BRÜGELMANN, H. (1989). Computer in der Lernwerkstatt. In BALHORN, H. & BRÜGELMANN, H. (Hrsg.), *Jeder spricht anders. Normen und Vielfalt in Sprache und Schrift* (S. 253-258). Konstanz: Ekkehard Faude.

BOUMA, H. & LEGEIN, CH. P. (1980). Dyslexia: A specific recoding deficit? An analysis of response latencies for letters and words in dyslexics and average readers. *Neuropsychologia, 18*, 285-298.

BRÜGELMANN, H. (1989). *Die Schrift entdecken*. Konstanz: Ekkehard Faude.

COHEN, R. (1987). *Les jeunes enfants, la découverte de l'écrit et l'ordinateur*. Paris: Presses Universitaires de France.

COHEN, R. & DENIZET, F. (1989). Kinder entdecken die Schriftsprache am Computer. In BALHORN, H. & BRÜGELMANN, H. (Hrsg.), *Jeder spricht anders* (S. 245-252). Konstanz: Ekkehard Faude.

COLTHEART, M. & FUNNELL, E. (1987). Reading and writing: One lexicon or two? In ALLPORT, A., MACKAY, D. G., PRINZ, W. & SCHEERER, E. (Hrsg.), *Language perception and production: Relationships between listening, speaking, reading and writing* (S. 313-339). London: Academic Press.

DEDE, CH. (1986). A review and synthesis of recent research in intelligent computer-assisted instruction. *International Journal of Man-Machine Studies, 24*, 329-353.

ELLERMANN, H. H. (1991). *MIR - A monitor for initial reading*. Eindhoven: University, unpublished doctoral thesis.

ELLERMANN, H. H. & VLOET, P. J. C. (1987). An experimental evaluation of three computer environments for the learning of paired-associates. *Institute for Perception Research IPO, Eindhoven, Niederlande. Annual Progress Report*, 22, 97-108.

EULER, D. (1987). Didaktische Reflexion: Möglichkeiten und Grenzen des Computerunterstützten Unterrichts (CUU) im Hinblick auf die Gestaltungs der Lehr-/Lernmethoden.

In EULER, D., JANKOWSKI, R., LENZ, A., SCHMITZ, P. & TWARDY, M. (Hrsg.), *Computerunterstützter Unterricht* (S. 104-214). Braunschweig: Vieweg.

EYFERTH, H., FISCHER, K., KLING, U., KORTE, W., LAUBSCH, J., LÖTHE, H., SCHMIDT, R., SCHULTE, H. & WERKHOFER, K. (1974). *Computer im Unterricht*. Stuttgart: Klett.

FERM, R., KINDBORG, M. & KOLLERBAUR, A. (1987). A flexible negotiable interactive learning environment. In DIAPER, D. & WINDER, R. (Hrsg.), *People and Computers III* (S. 103-113). Cambridge: Cambridge University Press.

FLOYD, C. (1984). A systematic look at prototyping. In BUDDE, R., KUHLENKAMP, K., MATHIASSEN, L. & ZÜLLIGHOVEN, H. (Hrsg.), *Approaches to prototyping* (S. 1-18). Berlin: Springer-Verlag.

FREIBICHLER, H. (1973). Vergleich von Programmiertem Unterricht (PU) und Computer-Unterstützem Unterricht (CUU) in didaktischer Sicht. *Neue Unterrichtspraxis, 1*, 31-45.

FRESE, M. (1987). A theory of control and complexity: Implications for software design and integration of computer systems into the work place. In FRESE, M., ULICH, E. & DZIDA, W. (Hrsg.), *Psychological issues of human-computer interaction at the work place* (S. 313-337). Amsterdam: North-Holland.

FRESE, M., SCHULTE-GÖCKING, H. & ALTMANN, A. (1987). Lernprozesse in Abhängigkeit von der Trainingsmethode, von Personalmerkmalen und von der Benutzeroberfläche. Direkte Manipulation vs. konventionelle Interaktion. In SCHÖNPFLUG, W. & WITTSTOCK, M. (Hrsg.), *Software-Ergonomie '87* (S. 377-386). Stuttgart: Teubner.

GRABE, M. & DOSMANN, M. (1988). The potential of adventure games for the development of reading and study skills. *Journal of Computer-Based Instruction, 15*, 72-77.

GREENFIELD, P. M. (1987). *Kinder und neue Medien*. München: Psychologische Verlags Union.

HAWKRIDGE, D. (1983). *New Information Technology in Education*. London: Croom.

HUTCHINS, E. L., HOLLAN, J. D. & NORMAN, D. A. (1986). Direct manipulation interfaces. In NORMAN, D. A. & DRAPER, S. W. (Hrsg.), *User-centered system design. New perspectives on human-computer interaction*. Hillsdale, NJ: Erlbaum.

ILG, R. & ZIEGLER, J. (1988). Direkte Manipulation. In BALZERT, H., HOPPE, H. H., OPPERMANN, R., PESCHKE, H., ROHR, G. & STREITZ, N. A. (Hrsg.), *Einführung in die Software-Ergonomie - Grundwissen 1* (S. 175-197). Berlin: DeGruyter.

KENNEDY, P. J. & LEWIS, J. R. (1985). A method of analyzing personal computer use in a application environment. *Proceedings of the Human Factors Society, 29th Annual Meeting*, 1985, 1057-1060.

KOCHAN, B. (1987). Kann Alex aus seinen Rechtschreibfehlern lernen? In BALHORN, H. & BRÜGELMANN, H. (Hrsg.), *Welten der Schrift in der Erfahrung der Kinder* (S. 136-147). Konstanz: Ekkehard Faude.

KÜFFNER, H. (1989). Gesichtspunkte zur Einteilung und Auswahl von Autorensystemen. In KÜFFNER, H. & SEIDEL, C. (Hrsg.), *Computerlernen und Autorensysteme* (S. 46-61). Göttingen: Hogrefe.

KULIK, J. A. (1983). Synthesis of research on computer-based instruction. *Educational Leadership, 41 (9)*, 19-21.

LAWLER, R. W. (1986). Lesen- und Schreibenlernen durch Programmieren mit LOGO. In BRÜGELMANN, H. (Hrsg.), *ABC und Schriftsprache: Rätsel für Kinder, Lehrer und Forscher* (S. 231-236). Konstanz: Ekkehard Faude.

LAWLER, R. W. & YAZDANI, M. (Hrsg.). (1987). *Artificial intelligence and education* (Bd. 1, Learning environments and tutoring systems). Norwood, NJ: Ablex.

LESGOLD, A. (1988). Intelligenter computerunterstützter Unterricht. In MANDL, H. & SPADA, H. (Hrsg.), *Wissenspsychologie* (S. 554-569). München, Weinheim: Psychologie Verlags Union.

MANDL, H. & FISCHER, P. M. (1985). *Lernen im Dialog mit dem Computer*. München: Urban & Schwarzenberg.

MANDL, H. & HRON, A. (1989). Psychologische Aspekte des Lernens mit dem Computer. *Zeitschrift für Pädagogik, 35*, 657-678.

MANN, V. A. (1986). Phonological awareness: The role of reading experience. *Cognition, 24*, 65-92.

MARSHALL, J. C. (1987). Routes and representations in the processing of written language. In KELLER, E. & GOPNIK, M. (Hrsg.), *Motor and sensory processes of language* (S. 237-256). Hillsdale, NJ: Erlbaum.

MASSARO, D. W. (1975). Primary and secondary recognition in reading. In D. W. MASSARO (Hrsg.), *Understanding language* (S. 241-289). New York: Academic Press.

MATHER, N. (1986). Fantasy and adventure software with the LD student. *Journal of Learning Disabilities, 19*, 56-58.

MCCONKIE, G. W. (1985). *Computer-aided reading: A new environment for learning to read.* Paper presented at the Annual Meeting of the Society for Research in Child Development. Toronto, Canada, 1985.

MONSELL, S. (1987a). On the relation between lexical input and output pathways for speech. In ALLPORT, A., MACKAY, D. G., PRINZ, W. & SCHEERER, E. (Hrsg.), *Language perception and production: Relationships between listening, speaking, reading and writing* (S. 273-312). London: Academic Press.

MONSELL, S. (1987b). Non-visual orthographic processing and the orthographic input lexicon. In COLTHEART, M. (Hrsg.), *Attention and performance, Vol. XII: The psychology of reading* (S. 299-323). Hove, London: Erlbaum.

MORAIS, J., BERTELSON, P., CARY, L. & ALEGRÍA, J. (1986). Literacy training and speech segmentation. *Cognition, 24*, 45-64.

MÜSSELER, J., HOFMANN, W. & ADOLPHS, H. (1992). *Dokumentation zum Lesetool*. TAO-Arbeitsbericht Nr. 2, Max-Planck-Institut für psychologische Forschung, München.

NEAL, A. S. & SIMONS, R. N. (1984). Playback: A method for evaluating the usability of software and its documentation. *IBM Systems Journal, 23(1)*, 82-96.

OEHRLE, B. D. (1975). *Visuelle Wahrnehmung und Legasthenie*. Weinheim: Beltz.

PAPERT, S. (1985). *Gedankenblitze - Kinder, Computer und neues Lernen*. Reinbek bei Hamburg: Rowohlt.

PAPERT, S. (1987). Microworlds: Transforming education. In LAWLER, R. W. & YAZDANI, M. (Hrsg.), *Artificial Intelligence and Education* (Vol. 1: Learning Environments and Tutoring Systems). Norwood, NJ: Ablex.

REITSMA, P., ELLERMANN, H. H. & SPAAI, G. W. G. (1987). An electronic aid for practising letter-sound relations. In MOONEN, J. & PLOMP, T. (Hrsg.), *Eurit 86: Developments of educational software and courseware*. Oxford: Pergamon Press.

SCHEERER, E. (1978). Probleme und Ergebnisse der experimentellen Leseforschung. *Zeitschrift für Entwicklungspsychologie und Pädagogische Psychologie, 10*, 347-354.

SCHEERER, E. (1983). Probleme und Ergebnisse der experimentellen Leseforschung - fünf Jahre später. In GÜNTHER, K.-B. & GÜNTHER, H. (Hrsg.), *Schrift, Schreiben, Schriftlichkeit* (S. 89-118). Tübingen: Max Niemeyer.

SCHEERER-NEUMANN, G. (1985). Freiheit und Systematik im Spracherfahrungsansatz. In BERGH, M. & MEIERS, K. (Hrsg.), *Schulanfang ohne Fibeltrott. Überlegungen und Praxisvorschläge zum Lesenlernen mit eigenen Texten* (S. 179-188). Bad Heilbrunn: Klinkhardt.

SCHEERER-NEUMANN, G. (1989). Was kommt schon dabei raus? Lernen und Leisten in offenen Lernsituationen. *Grundschule, 21(1)*, 51-55.

SCHMIDT, R. A. (1991). Frequent augmented feedback can degrade learning: Evidence and interpretations. In REQUIN, J. & STELMACH, G. E. (Hrsg.), *Tutorials in Motor Neuroscience* (S. 59-75). Dordrecht: Kluwer.

SCHNEIDER, W., BRÜGELMANN, H. & KOCHAN, B. (1990). Lesen- und Schreibenlernen in neuer Sicht. In BRÜGELMANN, H. & BALHORN, H. (Hrsg.), *Das Gehirn, sein Alfabet und andere Geschichten* (S. 220-235). Konstanz: Ekkehard Faude.

SPAAI, G. W., REITSMA, P. & ELLERMANN, H. H. (1987). Effects of several feedback methods for correcting reading errors by computer-assisted instruction. *Institute for Perception Research IPO, Eindhoven, Niederlande. Annual Progress Report, 22*, 87-96.

SPAAI, G. W., REITSMA, P. & ELLERMANN, H. H. (1989). *Effects of segmented and whole-word sound feedback on learning to read single words*. Unveröffentlichtes Manuskript, Institute for Perception Research IPO, Eindhoven, Niederlande.

THOMÉ, D. (1988). *Kriterien zur Bewertung von Lernsoftware*. Hochschultexte Informatik, TU Hamburg-Harburg: Hüthig.

WALTER, J. (1984). *Lernen mit Computern. Möglichkeiten, Grenzen, Erfahrungen.* Düsseldorf: Schwann.

WATT, D. (1983). Word processors and writing. *Independent School, 42*, 41-43.

WISE, B. W., OLSON, R. K. & TREIMAN, R. (1990). Subsyllabic units in computerized reading instruction: Onset-rime vs. postvowel segmentation. *Journal of Experimental Child Psychology, 49*, 1-19.

WULF, G. & SCHMIDT, R. A. (1989). The learning of generalized motor programs: Reducing the relative frequency of knowledge of results enhances memory. *Journal of Experimental Psychology: Learning, Memory, and Cognition, 15*, 748-757.

ZWERINA, H. (1988). Masken und Formulare. In BALZERT, H., HOPPE, H. H., OPPERMANN, R., PESCHKE, H., ROHR, G. & STREITZ, N. A. (Hrsg.), *Einführung in die Software-Ergonomie - Grundwissen 1* (S. 163-175). Berlin: DeGruyter.

Teil II

Einsatzmöglichkeiten des Computers für Gruppen mit spezifischen Behinderungen und Störungen des Schriftspracherwerbs

Computer als schriftsprachliches Medium in der pädagogisch-psychologischen Therapie

Siegfried Schubenz und Günter Koch

Wir berichten in diesem Beitrag von Erfahrungen, die wir in unserem Arbeitsbereich "Kinderpsychotherapie" an der Freien Universität Berlin mit dem Einsatz von Computern in der Schriftsprachvermittlung gemacht haben. Wir stützen uns in unserer Arbeit auf einen pädagogisch und psychologisch begründeten Therapieansatz, der in den vergangenen zwanzig Jahren durch die Kooperation zwischen Lehrenden des Psychologischen Instituts und Mitgliedern von Praxiseinrichtungen der psychosozialen Versorgung entstanden ist.

1. Von der Legasthenietherapie zur pädagogisch-psychologischen Therapie

Ausgangspunkt der Überlegungen war zunächst ein Therapiekonzept für Kinder und Jugendliche, die schwerwiegende Störungen beim Erwerb der Schriftsprache zeigten. In dieses Therapiekonzept flossen auch zuvor in Experimenten gewonnene Erfahrungen mit dem Phänomen Legasthenie (SCHUBENZ, 1964; SCHUBENZ & BUCHWALD, 1964; SCHUBENZ & BÖHMIG, 1964) ein. Diese Erfahrungen führten uns zu der Hypothese, daß die allgemeinen Schwierigkeiten beim Erwerb der Schriftsprache zwar durch Bedingungen begründet seien, die in der individuellen Entwicklung des Betroffenen ihre Ursache hatten, daß die sich im Aneignungsversuch von Schriftsprache aber einstellenden Fehlerprofile durch die Eigengesetze unseres Sprachaufbaus bestimmt werden. Diese Hypothese wurde in mehreren Variationen eines Experimentes (d.h. an Schriftsprachmaterial unterschiedlicher Komplexität) bestätigt. Um es noch prägnanter zu sagen, das Phänomen der Legasthenie oder schwerwiegenden Lese-/Rechtschreibschwäche setzt sich nach unseren Untersuchungen zusammen:

(1) aus der in der Lebensgeschichte des Kindes begründeten Schwierigkeit eines Kindes, sich dem Gegenstand Schriftsprache mit hinreichend lernwirksamer Motivation zuzuwenden (das ist die Weiterentwicklung der von uns zuvor vertretenen Hypothese über eine Speicherschwäche im Zusammenhang mit Legasthenie) und

(2) aus den großen Unterschieden in der Auftretenshäufigkeit der schriftsprachlichen Elemente (Buchstaben, Morpheme, Wortformen), die insbesondere bei nicht durchschnittlich gut gelungener Aneignung zu einer Zunahme der Fehlerfrequenz bei relativ selteneren Elementen führt.

Aus letzterem Punkt ergibt sich, daß jeder (nicht durch physiologische Faktoren behinderte) Mensch, der in seinem Schriftspracherwerb beeinträchtigt wurde, im Prinzip die gleichen Fehler macht wie jemand, der der Schriftsprache im höheren Grade mächtig ist, den man aber z.B. unter experimentellen Bedingungen in seiner Aufmerksamkeit stark abgelenkt hat. Spezifische Legasthenikerfehler sind also eher spezifische Anfängerfehler bzw. Folgen mangelnder Konzentration.

Diese Zwei-Faktoren-Theorie der Begründung erlaubte es uns, das Problem der schwerwiegenden Lese-/Rechtschreibschwäche aus klinisch-psychologischer Sicht im Rahmen unterschiedlicher Entwicklungsbehinderungen zu verstehen und auch in solchen Fällen eine im Prinzip gleichartige psychologische Therapie zu praktizieren, die ein besonderes Gewicht auf die pädagogische Aufarbeitung der im Lebenslauf der Klienten angelegten Entwicklungsbeschränkungen legt.

Dem Symptom der schwerwiegenden Lese-/Rechtschreibschwäche haben wir uns in unserer weiterführenden Forschung unter Beachtung der Morpheme genähert, den kleinsten sinntragenden Einheiten jeder Sprache. Auf ihnen haben wir eine Vermittlungsmethode, die Morphemmethode (PILZ, 1979; SCHUBENZ, 1979; SIEMENS, 1985a), aufgebaut, deren bestimmende Merkmale implizite und explizite Nutzbarmachung der Sinnstruktur der

Sprache durch Morpheme, der Aufbau eines individuell verfügbaren Morphemlexikons und der wichtigsten Morphemverknüpfungsregeln, also einer Wortinnengrammatik, sind. Dabei ist hinsichtlich des Nutzens eines Morphems für den Schriftsprachbenutzer dessen Auftretenshäufigkeit in der deutschen Sprache entscheidend[1].

Wir hatten mit der Anwendung dieser Methode im Rahmen einer pädagogisch-psychologischen Umgebung schon am Anfang guten Erfolg. Sie ist auch mit guten Ergebnissen als spezielle Methode in der Fördergruppenarbeit in Schulen eingesetzt worden und hat bisher ihre weiteste Verbreitung bei der Betreuung von erwachsenen Analphabeten sowohl in Berlin als auch in den alten Bundesländern gefunden[2].

2. Die Einführung von Computern in das pädagogisch-therapeutische Setting

Die so beschriebene Praxis erwies, daß bestimmte Formen von Schulschwierigkeiten durch Psychotherapie zu beheben waren. Das galt auch noch für jene Kinder, die bereits eine lange Karriere unterschiedlicher Förderungen und Trainings hinter sich gebracht hatten und sozusagen 'nachhilferesistent' geworden waren. Trotzdem waren wir aber keineswegs befriedigt von diesem Erfolg, weil es uns möglich erschien, die erforderliche Länge der Betreuungszeiten zu reduzieren. Neben der Weiterentwicklung der Vermittlungsformen erschien uns dafür auch der schnellere Aufbau von Motivation sehr wünschenswert. Es lag in dem Zusammenhang nahe, Änderungen im Bereich der Medien vorzunehmen. Das Ausgangsmedium war das schriftsprachliche

[1] Die Vermittlung des Morphemlexikons sollte somit folgerichtig von den häufigsten Elementen ausgehen.

[2] Wir selbst können heute die den anderen Vermittlungsmethoden überlegenen Eigenschaften der Morphemmethode benennen und sie somit für eine pädagogisch-psychologische Therapie dieses Störungsbildes uneingeschränkt empfehlen. So wirkt sie durch ihre prägnantere Inhaltsorientierung und durch die Ausnutzung geringster Motivationsstände und führt zu einem sicheren Aufbau von Schriftsprachkompetenz auch unter ungünstigen Rahmenbedingungen. Darüber hinaus verwendet sie das gleiche Prinzip für einen angeleiteten Lernverlauf, dem auch der erste Spracherwerb am Lebensanfang eines Kindes folgt.

Gestaltungsfeld unter Verwendung von Papier und Bleistift, eingebunden in eine entwicklungsförderliche Beziehung zwischen Klient und Therapeut. Gerade hier lagen aber auch Gefahren, die durch Herstellung einer wirksamen psychologisch-therapeutischen Situation und die Verwendung der Morphemmethode nicht vollständig abgewendet werden konnten[3].

Wir suchten nach Auswegen und verfielen damals, Mitte der 70er Jahre, ähnlich wie andere Kollegen, die in diesem Bereich arbeiteten, darauf, Schreibmaschinen einzusetzen, mit deren Hilfe einige der störenden Einflüsse, z.B. die Qualität der handgeschriebenen Schrift und der Seitenaufteilung entfielen. Auch wir hatten damit Erfolge, aber der positive Effekt nützte sich ab. Das wiederholte sich, als wir elektrische - also modernere - Schreibmaschinen einführten. Am Beginn der 80er Jahre schließlich begannen wir Computer einzusetzen, und der zuvor beobachtete Abnutzungseffekt zeigte sich bei diesem Medium nicht. Die Computer wurden von unseren Klienten nicht nur mit der gebührenden Aufmerksamkeit gegenüber dem sachdienlichen Neuen angenommen. Sie wurden auch von allen - wenn auch in unterschiedlichem Ausmaß - angenommen. Computer brachten die Motivation nicht nur in Gang, sondern erhielten sie auch aufrecht.

Es zeigte sich schon bald, daß die objektiv enge Beziehung von Computern zur Schriftsprache sich auch in der individuellen Orientierung unserer Klienten wiederfand. Unser Ansatz, die Morphemmethode, half, diesen Zusammenhang auch pädagogisch wirksam werden zu lassen. Wir stießen auf den unerwarteten Zusammenhang, daß das Angebot des Mediums Computer bei erheblicheren Schwierigkeiten im Schriftspracherwerb größere subjektive Bedeutung erlangte als bei geringeren Schwierigkeiten. Für diesen Zusammenhang drängte sich uns folgende Erklärung auf: Das von unseren Klienten gezeigte Symptom "große individuelle Probleme bei der Teilnahme an der schriftsprachlichen Standardkommunikation", verwies uns auf Beziehungsprobleme mit realen Menschen, ihren Eltern, Lehrern, auch mit

---

[3] Die für den Klienten langfristig oder erst in der jüngsten Phase seiner Biographie problematisch gewordenen Anforderungen an seine Textgestaltung - Wahl des Schreibwerkzeuges, Aussehen des Geschriebenen bei häufiger Korrektur, um nur ganz grobe Aspekte zu nennen - bauten bei diesen Versuchen Störungen des therapeutischen Systems auf, die uns zu der Diskussion Anlaß gaben, ob denn eine so weitgehende Symptombeachtung in einer psychologischen Therapie überhaupt möglich sei.

ihren Therapeuten, die ihnen durch deren persönliche Normenverpflichtungen den Zugang zu dieser Kommunikation immer aufs Neue erschwerten. Das impliziert Einstellungen wie: "Du brauchst das nicht zu schaffen, Dein Lebensweg ist doch ein anderer" oder "Du schaffst das doch nicht, weil Du in der Sache zu stark von der gesellschaftlichen Norm abweichst" oder "Das mit der Schriftsprachschwäche wird sich nebenbei auflösen", die ihnen ohne bewußte Absicht vermittelt werden[4].

3. Psychologische Therapie und pädagogische Förderung

Auch in der sonst sehr erfolgreichen psychologischen Therapie gerät der lernende Umgang mit dem schulleistungsgebundenen Symptom beinahe zwangsläufig in eine ähnliche Richtung, nämlich bei länger erstreckten gemeinsamen Erfahrungen, den Leistungsstand des Klienten zu früh wieder an der gesellschaftlichen Norm zu messen und damit den Mangel zu bestätigen. Selbst der bemühteste Therapeut kommt schließlich durch die auch ihn beeinflussenden normativen Ansprüche dahin, daß er in dieser Arbeit ermüdet, sich oft anstrengen muß und nicht in jedem Augenblick mehr ganz sicher ist, daß sich sein Klient auf dem besten Weg zur Symptomüberwindung befindet.

Wir meinen, daß ein pädagogisch-psychologischer Therapeut Bezug nehmen muß auf das ganze psychische und soziale Problemfeld eines Klienten. Ein Therapeut muß in den entscheidenden Phasen der Maßnahme die Entsprechung der Haltung einer "hinreichend guten Mutter" oder ersten Bindungsperson (im Sinne von D.W. WINNICOTT 1983, 1984) einnehmen und eine gewährende und tiefe Beziehung herstellen können. Auf der sicheren Grundlage dieser Bindung kann sich der Klient, so wie sich ein sehr kleines Kind der Welt zuwendet, mit jenen Aspekten dieser Welt auseinandersetzen, deren Bewältigung ihm bisher durch seine Geschichte nicht erlaubt war. Im Laufe der Therapie ändert sich die Qualität dieser Beziehung in dem Maße, wie der Klient sich durch seine Reifungsprozesse aus der

[4] Diese Haltung und die Folgen dieser Haltung konnten zuvor durch keinen bisher bekannten Beratungsansatz aufgehoben werden.

Symbiose heraus und in die Welt hinein entwickelt. Wenn der Therapeut diese anfänglich enge Beziehung bewußt oder aus Unsicherheit nicht zuläßt, ist ein direkter Umgang mit dem leistungsbezogenen Symptom keine therapeutisch förderliche Handlungsweise.

Wir sind aus unserer Erfahrung zu der Überzeugung gelangt, daß pädagogische und auch psychologisch-therapeutische Betreuer unter der Eingangsbedingung einer schwerwiegenden Entwicklungsbehinderung unvermeidlich die harte gesellschaftliche Wahrheit vermitteln, daß ihr Klient in bezug auf sein symptomatisches Leistungsverhalten nicht der Norm seiner Vergleichsgruppe entspricht. Der Versuch des Therapeuten, einem Klienten bei der Überwindung seines Leistungsdefizits behilflich zu sein, führt demnach in aller Regel erst einmal zur dramatischen Bestätigung der Existenz dieses Defizits. Und diese Bestätigung verbraucht fast alle aus der therapeutischen Arbeit gewonnenen Hoffnungen und Verbesserungen der Selbsteinschätzung. Sie ist aber aus vielerlei Gründen notwendig. Als Beispiel sei hier nur genannt, daß von vielen Kindern die mangelnde Kompetenz durch die fehlende Bereitschaft, sich mit Schriftsprache auseinanderzusetzen, abgeschirmt wird: "Ich habe jetzt keine Lust zu lesen." Wenn die Einsicht in das Bestehen des Problems sich durchgesetzt hat, bricht zunächst einmal eine große Frustration über das Kind herein. Gerade in dieser Situation, die typischerweise im ersten Drittel der Therapie eintritt, ist es die starke Bindung und das Gefühl des Angenommen-Seins trotz dieses "Makels", die das Kind bei der Stange halten und schließlich die Energien freisetzen, derer es bedarf, den Entwicklungs- und Kompetenzrückstand aufzuholen.

4. Die Rolle des Computers im therapeutischen Setting

Wir haben bereits weiter oben auf den Zusammenhang zwischen schriftsprachlicher und sozialer Kompetenz hingewiesen. Kinder und Jugendliche, die in eine therapeutische Einrichtung kommen, können in der Regel gerade das nicht eingehen, was sie am dringendsten brauchen: eine vertrauensvolle und enge Beziehung. Hier hat sich herausgestellt, daß der Computer in der Anfangszeit der Maßnahme eine deutliche Entlastung der unmittelbaren sozialen Situation herbeiführen kann. Computer ziehen Aufmerksamkeit auf sich, die sonst die sozialen Partner in der Situation bekommen. Durch die Bezugnahme auf einen technischen Gegenstand wird der zunächst häufig bestehende Druck der sozialen Situation gemildert, während die therapeutische Beziehung sich allmählich aufbaut.

Darüber hinaus wird im Umgang mit dem Computer interaktiv gehandelt und dabei notwendigerweise auch gelernt. Aber das Interaktionsangebot Computer reagiert neutral, und zwar so neutral, wie es wirkliche Menschen als Spiel- und Handlungspartner niemals sein können. Gerade diese Neutralität der technischen Beschränkung des Mediums ist es, die auch für den Leistungsbereich emotional entlastend wirken kann. Es ist die Neutralität eines Aneignungsfeldes, in dem die Aspekte der sachlich gebundenen Exploration gegenüber den sozialen - und im Falle des Klienten in seiner Vergangenheit problematisch gewordenen - Anteilen deutlich überwiegen. Selbstverständlich bemühen wir uns durch die Strategie der Softwaregestaltung, diese technische Neutralität des Systems zu erhalten. Jede Anthropomorphisierung des Mediums, so können wir hier vielleicht schon erkennen, wäre wirklich eine Einschränkung seiner Nützlichkeit.

5. Computer als Lernumgebungen

Computer repräsentieren in ihrer Eigenschaft als Sprachinterpretationsmaschinen den heutigen gesellschaftlichen Standard der Kommunikationsunterstützung. Sie sind darin dem Telefon artverwandt. Anders als das Telefon ist der Computer eine schriftsprachliche Lernumgebung, die in vielen verschiedenen Gestalten erscheint und jeweils unterschiedliche Aspekte der Schriftsprache betont. So steht bei der Textverarbeitung die Mitteilung im Vordergrund, bei Befehlen (auf der Betriebssystemebene oder in einer Programmiersprache) sind die formale Korrektheit der Sprache und die Kontrolle von Vorgängen durch Schriftsprachäquivalente im Blick. Und bei Datenbanken schließlich liegt der Akzent auf höheren Formen der Informationsspeicherung und -verarbeitung.

Als eine solche vielgestaltige schriftsprachliche Lernumgebung ist der Computer zusammen mit der von uns bereitgestellten Software ein Feld, in dem spielerisch höhere Entwicklungsniveaus erreicht werden können. Wir folgen dem Mathematiker, Psychologen und Computerpädagogen Seymour PAPERT (1982) in seiner Ansicht, daß der moderne Computer ein einmaliges Aneignungsfeld darstellt, in dem individuelle, familiäre und gesellschaftliche Barrieren unwirksam sind, und damit der Sprung zu höheren Stufen der persönlichen Entwicklung leichter gelingen kann, als es in den traditionellen Lernräumen, die durch reale Menschen verwaltet, normiert und bewacht werden, möglich wäre.

In dieser Lernumgebung ist der Betreuer als sozialer Partner - als eine Art Schutzpatron - anwesend, aber er darf nach den hier dargelegten Überlegungen nicht den Versuch machen, einfacher Mitspieler und damit potentiell überlegener Konkurrent zu werden. Nur auf diese Weise kann sich der Charakter des Computers als Übergangsobjekt[5] herausbilden. Der psychologisch-therapeutische Betreuer, der mit Computern Schriftsprache vermitteln will, kann dies unserer Ansicht nach nur dann produktiv tun, wenn er den Computer selbst als Werkzeug zur Bewältigung seiner eigenen Belange verwendet. Nur dann ist er als modellhaft handelnde Persönlichkeit glaubhaft. Wir bevorzugen ein Setting, in dem die Therapeuten ihren Klienten viel von ihrer eigenen Arbeit am Computer sichtbar machen, auch von ihren Schwierigkeiten bei der Überwindung von Problemen in der Arbeit am Computer. Das schafft die Voraussetzung dafür, daß die Klienten die Handlungen ihrer Therapeuten nicht als die Kontrolltätigkeit von übermächtig kompetenten Erwachsenen begreifen müssen, sondern in Ansätzen als Kooperation während gemeinsamer Bemühungen um die Bewältigung von Aufgaben. Das gerade ist die Wirkung von Übergangsobjekten während der ontogenetischen Entwicklung. Teilsysteme der realen Welt werden unter der günstig wirkenden Beziehung zu einer wichtigen Bezugsperson vom Klienten ausgewählt, um sie sich in ihrer gesellschaftlichen Funktionalität anzueignen. Und der je-

[5] Wir betrachten im Kontext unserer Therapietheorie Computer als Übergangsobjekte im Sinne von WINNICOTT. Vgl: WINNICOTT (1953).

weils erreichte Stand der Aneignung wird in der sich entfaltenden Kooperation mit diesen Bezugspersonen erprobt.

Die in der Weise als Kooperation und nicht als Unterweisung und Kontrolle angelegte Interaktion zwischen Klienten und Therapeuten ist unserer Erfahrung nach die Grundlage für eine intensive und stabile neue Orientierung an und in der Schriftsprache. In dieser Lernumgebung, die wir auch als Lernwerkstatt bezeichnen, kann die Schriftsprache als das in Erscheinung treten, was sie für alle heutigen Menschen ist: ein Grundwerkzeug zur Bewältigung von Lebensaufgaben. In dieser Weise mit dem Computer konfrontiert, sind unsere Klienten bereit, die Ebene der Schriftsprachkompetenz mit erheblicher Motivation und dem dann entsprechenden Lernerfolg anzustreben.

Jüngere Kinder sind so bereit, Schriftsprachkompetenz zu erwerben, um Computerspiele spielen zu können. Jugendliche, die bis dahin nicht in der Lage waren, sich im Gespräch mitzuteilen, zeigen uns, daß sie trotz aller technischer Schwierigkeiten bereit sind, mit ihren Therapeuten unter diesem Medium Computer schriftsprachlich zu kommunizieren. Hier tritt noch ein neuer Aspekt in das entworfene Bild. Schwerwiegende Beeinträchtigung der Schriftsprachkompetenz ist kein isoliertes Phänomen, sondern hat Entsprechungen im Umgangssprachverhalten. Wenn es nicht auffällig eingeschränkt ist, so ist es doch wenigstens durch spezielle Unsicherheiten belastet. Wir haben an vielen Beispielen die Erfahrung gemacht, daß schriftsprachliche Dialoge über den Computerbildschirm emotionale Entlastungen bringen und dazu beitragen, auch die allgemeine Mitteilungsbereitschaft der Klienten deutlich zu steigern, auch wenn die lerntechnische Barriere der nicht befriedigenden Schriftsprachkompetenz noch existiert. Selbst autistische Jugendliche, die noch nie gesprochen haben, sind über die Methode der *facilitated communication* (CROSSLEY & MCDONALD, 1980) durch den Computer zu ihren ersten und erstaunlich differenzierten Sprachäußerungen gekommen.

6. Neuere Entwicklungen im Projekt "Computer als Medium in der Psychotherapie"

Zwei Programmpakete (COKOS I + II), die wir in der Arbeit mit Kindern und Jugendlichen verwenden, sind bereits an anderer Stelle beschrieben worden (EICKE & SCHUBENZ, 1987; KOCH & NAUSSED, 1992). Auf einige andere wie FLIFI (ein Tastatur-Übungsprogramm), REMAX (Programme zur Unterstützung des Erwerbs der Grundrechenarten) und VOKABULI (ein Vokabeltrainingsprogramm) wollen wir hier nicht eingehen. Statt dessen wollen wir auf die Möglichkeiten verweisen, die wir selbst in einem neueren Forschungsprojekt entwickelt haben und seitdem nutzen, nämlich den Computer als Medium zur Teilnahme an der Standardkommunikation für nichtsprechende und in ihrer freien Bewegung gehemmte Menschen einzusetzen.

Hier zeigt es sich, daß seine Grundeigenschaft als Sprachinterpretationsmaschine ihn zu einem wirklich alternativlosen Hilfsangebot macht, mit dem auch von Geburt an Schwerstkörperbehinderte Lesen und Schreiben erlernen können. Damit es aber dazu kommt, sind die bisher genannten Rahmenbedingungen auch hier wichtige Voraussetzungen. Durch Körperbehinderungen entstandene Einschränkungen bei der Sprachentwicklung verlangen nach einem in der individuellen Entwicklungsgeschichte frühen Punkt des Einsatzes der Angebote. Es liegt damit auf der Hand, daß es etwa eines Ansatzes bedarf, wie er hier vorgetragen wurde, um die Schriftsprache als System der ersten Sprachentwicklung anzubieten.

6.1 SIMULA_1 und PIT

Für die Arbeit mit schwerst- und mehrfachbehinderten Kindern und Jugendlichen lassen wir uns von den gleichen therapeutischen Grundsätzen leiten, wie wir sie für die Arbeit mir Legasthenikern formuliert haben. Die Funktionen des Computers sind hier jedoch noch bedeutsamer für die Anbahnung und Entwicklung der Kommunikationsfähigkeit. Menschen aus diesem Personenkreis können z.T. nicht sprechen, sie sind häufig nur in der Lage, bestimmte Muskelgruppen willkürlich zu bewegen, und können deshalb die übliche Schreibmaschinentastatur nicht bedienen. Ihr Eingabeinstrument ist daher z.B. ein Kopf- oder Fußschalter. Mit einem solchen Schalter ausgestattet können spastisch Behinderte die Ein-Tasten-Tastatursimulation SIMULA_1 verwenden, um den Computer zu steuern.

Dabei handelt es sich keineswegs um eine eingeschränkte Benutzung. Im Prinzip können alle Anwendungen und Programme, die auf dem Computer verfügbar sind, gestartet und benutzt werden[6]. SIMULA ist ein sogenanntes "speicherresidentes" Programm, d.h. es bleibt auch dann im Hintergrund aktiv, wenn andere Programme gestartet worden sind und kann verwendet werden, um diese Programme zu steuern.

Wenn man einen Computer steuert, so geschieht das in der Regel über ein Eingabegerät wie Tastatur, Maus oder Joystick. Betrachten wir hier der Einfachheit halber nur die Tastatur. Dort wählt man durch die gleichzeitige Betätigung einer (z.B. für einen kleinen Buchstaben), zweier (z.B. für einen großen Buchstaben) oder dreier (Strg+Alt+Entf) Tasten ein Zeichen aus, das entweder als Textbestandteil oder als Anweisung fungieren kann. Bei SIMULA sind die zur Verfügung stehenden Zeichen (bzw. Zeichenkombinationen) auf neun Tafeln plaziert. Durch Voreinstellung kann man entscheiden, ob die Tafeln nach dem Start in einem bestimmten Takt wechseln sollen oder ob der Benutzer sie durchblättern soll (siehe Abb. 1 bis 3).

Im ersten Fall vollzieht sich der Auswahlvorgang für ein Zeichen wie folgt: Zuerst wird durch Schalterbetätigung der Suchvorgang gestartet, dann blättert SIMULA_1 in der vorher eingestellten Geschwindigkeit durch die Tafeln.

Drückt der Benutzer auf den Schalter, so wählt er damit die gerade sichtbare Tafel aus. SIMULA bildet jetzt einen Balken, der die Tafel Zeile für Zeile durchläuft. Drückt der Benutzer erneut eine Taste, so gilt die gerade von dem Balken überdeckte Zeile als ausgewählt und SIMULA geht Spalte für Spalte durch die Zeile. Mit einer letzten Betätigung des Schalters wird dann das Zeichen ausgewählt, das gerade unterlegt ist, und an das gerade aktive Anwendungsprogramm übergeben. Der Suchvorgang erfordert also vier Betätigungen des Schalters. Bei der ersten wird der Auswahlvor-

[6] In Einzelfällen kann es zu Unverträglichkeiten kommen.

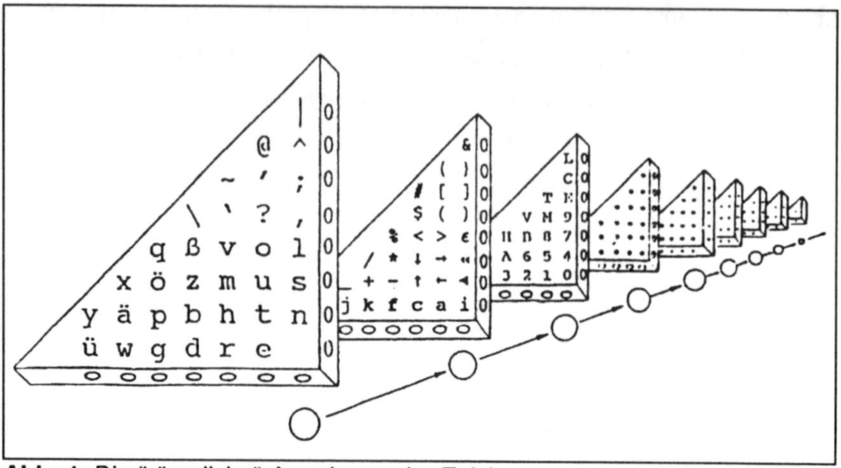

Abb. 1: Die "räumliche" Anordnung der Zeichen.

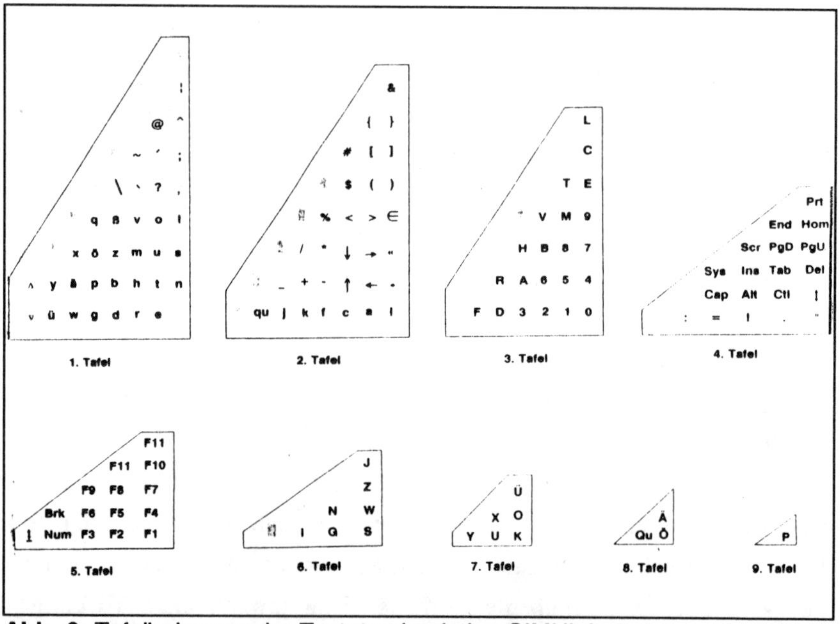

Abb. 2: Tafelbelegung der Tastatursimulation SIMULA.

gang gestartet, mit der zweiten wird die Tafel ausgewählt, mit der dritten die Zeile dieser Tafel und mit der vierten die Spalte der Zeile. Danach kehrt SIMULA zur ersten Tafel zurück und der Auswahlvorgang kann von neuem beginnen.

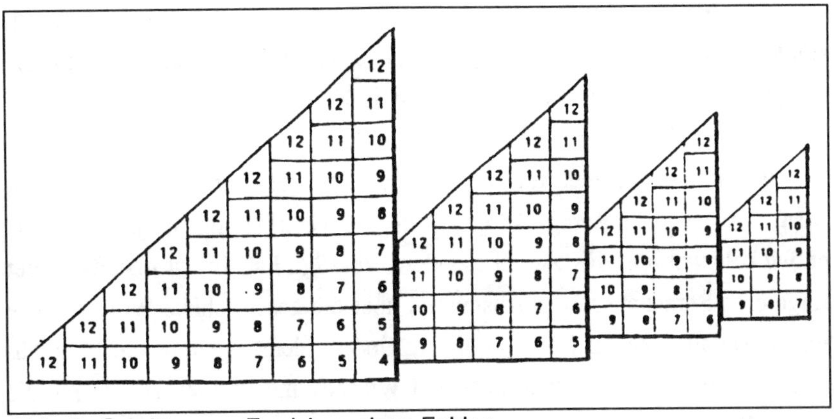

Abb. 3: Schritte zum Erreichen eines Feldes.

Durch die Rückkehr zum Anfang erhält jedes Zeichen einen eindeutigen Suchcode, eine Kombination von Schaltvorgängen und Wartetakten. Dieses Verfahren der Zeichenproduktion gründet auf der Hypothese, daß die Entwicklung eines motorischen Schemas als Ersatz für die Entwicklung grapho- und verbomotorischer Fertigkeiten für den körperbehinderten Menschen das Erlernen der Schrift erheblich erleichtert.

Die Anzahl der Schalterbetätigungen ist in jedem Auswahlvorgang gleich, jedoch kann die Anzahl der Wartetakte stark variieren. Die Anordnung der Zeichen auf den Tafeln folgt ihrer Wichtigkeit. Die am häufigsten vorkommenden Buchstaben sollen in der geringsten Anzahl von Schritten, also am schnellsten zu erreichen sein. Sucht man etwa das "e", das auf der ersten Tafel, in der ersten Zeile und der zweiten Spalte angeordnet ist, so kann man nach dem Start gleich durch Betätigung des Schalters die erste Tafel auswählen, dann die erste Zeile, einen Takt verstreichen lassen und durch erneute Betätigung des Schalters dann die zweite Spalte und damit "e" auswählen. Das ergibt zusammen fünf Schritte (Start plus drei auswählende Schalterbetätigungen plus einen Wartetakt). Die wenigsten Schritte benötigt man für das Leerzeichen (vier), und die meisten benötigt man für jene Zeichen, die an der Peripherie des Pyramidenviertels liegen. Für diese braucht man zwölf Schritte.

Die durchschnittliche Anzahl von Schritten, um ein Zeichen auszuwählen, beträgt 6,18[7]. Es ist dabei zu beachten, daß man mit 4-6 Schritten (d.h. mit den Zeichen: <Leerzeichen>, e, n, i, r, t, s, a) bereits mehr als 62% aller benötigten Buchstaben[8] erreichen kann.

Besonders geeignet für die gleiche Benutzergruppe und passend zu SIMULA ist in unserem Projekt ein Textverarbeitungsprogramm, PIT, entwickelt worden, das zwei besondere Vorzüge hat. Es ist erstens in der Lage eine Sprachausgabe anzusteuern, über die geschriebene Wörter, Sätze und Texte ausgegeben werden können. Und es bietet zweitens die Möglichkeit, sich einen persönlichen Satz von Wörtern und Phrasen anzulegen, die von PIT bei entsprechender Option nach der Eingabe des ersten Buchstabens in einer Liste zur Auswahl angeboten werden. Man braucht also nicht mehr das ganze Wort zu schreiben, sondern kann aus der dargebotenen Liste auswählen. Die Liste kann ständig ergänzt und revidiert werden. Jeder Benutzer kann seinen eigenen, ganz persönlichen Wortschatz anlegen, vergrößern und pflegen.

Wenn man sich vor Augen hält, daß viele der Schwerstbehinderten auch nicht sprechen können, so zeigt sich hier eine zweifache Erweiterung der Kommunikationsfähigkeit: Mit SIMULA und PIT können sie erstmals schreiben und darüber hinaus mittels der Sprachausgabe sprechen.

7. Abschließende Bemerkungen

Die Lernumgebung Computer ist ein schriftsprachbasiertes, komplexes, im Sinne moderner, erweiterter gesellschaftlicher Konventionen selbstaktives Kommunikationshilfssystem. Dieses Medium bietet besonders Kindern und Jugendlichen, die Schwierigkeiten beim Erwerb der Schriftsprachkompetenz haben, Vorteile. Es erleichtert ihnen den Zugang zur Schriftsprache, weil sie

---

[7] Diese und alle anderen Angaben zu SIMULA stammen von Frau Dipl.-Inf. Agnes Mühlmeyer-Menzel, die auch für die Programmierung von SIMULA_1 verantwortlich zeichnet.

[8] errechnet auf der Basis eines Textkorpus aus 10 Mio. Wörtern.

sich in dieser Lernumgebung die innere Gesetzlichkeit von Zeichensystemen und den Graphembestand unserer Sprache spielerisch aneignen können und somit alle höheren Einsichtsniveaus im Sinne von PIAGET (1969, 1973, 1980) durch Akkommodations- und Assimilationsvorgänge weitgehend selbstgesteuert erreichen können. Setzen wir das Medium so ein, dann gibt es zu ihm keine wirkliche Alternative.

Literatur

CROSSLEY, R. & MCDONALD, A. (1980): *Annie's Coming Out*. New York: Penguin.

EICKE, J. & SCHUBENZ, S. (1987): Pacman im Letterland. *Log In* Nr. 1, 27-30.

KOCH, G. & NAUSSED, W. R. (1992): COKOS I + II: Programmpakete für die Förderung des Schriftspracherwerbs in einer pädagogisch-psychologischen Lernumgebung. In: JÄGER, L. & STOFFERS, J. (Hrsg.): *Der Computer als Schiefertafel oder neue Wege auf dem Weg zur Schrift*. Aachen: Alano, S. 97-106.

PAPERT, S. (1982): *Gedankenblitze. Kinder, Computer und neues Lernen.* Basel: Birkhäuser. (Original erschienen 1980: Mindstorms. Children, Computer, and Powerful Ideas).

PIAGET, J. (1969): *Psychologie der Intelligenz*. München: Kindler.

PIAGET, J. (1973): *Das Erwachen der Intelligenz beim Kinde*. Stuttgart: Klett/Cotta.

PIAGET, J. (1980): *Abriß der genetischen Epistemologie*. Stuttgart: Klett/Cotta.

PILZ, D. (1979): Die Morphemmethode - ein psycholinguistischer Ansatz in der Legasthenietherapie. In: PILZ, D. & SCHUBENZ, S. (Hrsg.): *Schulversagen und Kindertherapie. Die Überwindung von sozialer Ausgrenzung*. Studien zur Kritischen Psychologie Bd. 13, Köln: Pahl-Rugenstein.

SCHUBENZ, S. (1964): Über einen neuen Weg in der Legasthenieforschung. *Der Schulpsychologe, 1, 19-22.*

SCHUBENZ, S. (1979): Eine Morphemanalyse der deutschen Sprache und ihre lernpsychologische Bedeutung für die Vermittlung von Schriftsprachkompetenz. In: PILZ, D. & SCHUBENZ, S. (Hrsg.): *Schulversagen und Kindertherapie. Die Überwindung von sozialer Ausgrenzung*. Studien zur Kritischen Psychologie Bd. 13, Köln: Pahl-Rugenstein.

SCHUBENZ, S. & BÖHMIG, ST. (1964): Untersuchungen zur Legasthenie II: Legasthenie und Intelligenz. *Zeitschrift für experimentelle und angewandte Psychologie, 11, 515-523.*

SCHUBENZ, S. & BUCHWALD, R. (1964): Untersuchungen zur Legasthenie I: Die Beziehungen der Legasthenie zur Auftretenshäufigkeit der Buchstaben des Alphabets in der deutschen Sprache. *Zeitschrift für experimentelle und angewandte Psychologie, 11, 155-168.*

SIEMENS, H. (1985a): Computer in der Legasthenie-Therapie: Ein Erfahrungsbericht In: HORN, W., PAUKENS, H. (Hrsg.): *Alphabetisierung Schriftsprache Medien.* München: Huber.

SIEMENS, H. (1985b): Die Morphemmethode - ein Überblick. In: BERGK, M., MEIERS, K. (Hrsg.): *Schulanfang ohne Fibeltrott, Überlegungen und Praxisvorschläge zum Lesenlernen mit eigenen Texten.* Bad Heilbrunn/Obb.: Klinkhardt.

WINNICOTT, D. W. (1953): Transitional objects and transitional phenomena. *International Journal of Psychoanalysis, 24, 88-97.*

WINNICOTT, D. W. (1983): *Von der Kinderheilkunde zur Psychoanalyse.* Frankfurt am Main: Fischer. (Original erschienen 1958: Through Paediatrics to Psycho-Analysis).

WINNICOTT, D. W. (1984): *Reifungsprozesse und fördernde Umwelt.* Frankfurt am Main: Fischer. (Original erschienen 1965: The Maturational Processes and the Facilitating Environment).

Die Bedeutung des Computers für körperbehinderte Kinder und Jugendliche

Erfahrungen aus einem Modellversuch an Schulen für Körperbehinderte

Franz Huber

Im Jahr 1985 wurde vom Bundesminister für Bildung und Wissenschaft und dem Bayerischen Staatsministerium für Unterricht und Kultus der Modellversuch "Erarbeitung und Erprobung elektronischer Lern- und Kommunikationssysteme für Körperbehinderte" (Elekok) eingerichtet und mit der Aufgabe betraut, nach Möglichkeiten zu suchen, wie körperbehinderte Schülerinnen und Schüler mit Hilfe elektronischer Systeme gefördert werden können. Unter der Leitung des Staatsinstituts für Schulpädagogik und Bildungsforschung erprobten Lehrer und Mitarbeiter bayerischer Schulen für Körperbehinderte den Einsatz von Computern in Unterricht und Therapie.

Schon immer hat man versucht, behinderten Menschen technische Systeme anzubieten, mit deren Hilfe ihre individuellen Behinderungen kompensiert werden können. Zu neuen und weitreichenden Erwartungen, die Lebenserschwernisse auch schwer behinderter Kindern erleichtern zu helfen, gaben jedoch erst jüngste Entwicklungen vor allem im Bereich der Mikroelektronik Anlaß:

Computer lassen sich nämlich nicht nur mit neuartigen behindertengerechten Bedienungselementen (Adaptionen) verknüpfen, auch ihre Funktion läßt sich durch ein Programm festlegen und so den ganz spezifischen individuellen Bedürfnissen Körperbehinderter anpassen.

Kinder ohne motorische Beeinträchtigungen bedienen den Computer normalerweise mit einer Tastatur. Schüler mit eingeschränkter Bewegungsfähigkeit brauchen dafür spezielle Groß- oder Minitastaturen. Schwerstkörperbehinderte Schüler können die im Modellversuch entwickelten Computerprogramme auch mit einzelnen Schaltern oder Tasten bedienen.

Zu Beginn der Arbeit mußten die Mitarbeiter zunächst das neue Medium "Computer" kennenlernen und sich mit den technischen Dingen des Einsatzes elektronischer Systeme beschäftigen, um Informatikern sinnvolle Anweisungen zur Erstellung von Programmen geben zu können[1]. Außerdem war es erforderlich, Schüler, Eltern, Therapeuten und Betreuer in den Umgang mit solchen Geräten einzuweisen. Mit zunehmender Dauer des Modellversuchs rückten dann Fragen der Pädagogik und der Didaktik des Computereinsatzes in den Mittelpunkt des Interesses. Man gelangte zu der Einsicht, daß der Computer seinen Ort im Förderprozeß körperbehinderter Kinder und Jugendlicher nur finden kann, sofern es gelingt, die ersten Versuche und vereinzelten Initiativen der Schulen und ihrer therapeutischen Einrichtungen in ein pädagogisch-didaktisches Gesamtkonzept des Computereinsatzes an der Schule für Körperbehinderte zu integrieren. Neben Aspekten des Lehrens und der Unterrichtsgestaltung müssen dabei auch die Entwicklungsbedingungen der Schüler und ihre subjektiven Lernvoraussetzungen berücksichtigt werden. Dazu gehört vor allem Wissen darüber, wie die Schüler ihre durch den Einsatz elektronischer Hilfen veränderten Kommunikations- und Lernmöglichkeiten wahrnehmen und subjektiv empfinden. In einer Reihe von Untersuchungen wurde deshalb nach den Auswirkungen der neu gewonnenen Fähigkeiten auf Handlungsmotivation und Leistungsbereitschaft der Schüler ebenso wie nach dem Einfluß der Computernutzung auf ihre Identitätsentwicklung gefragt.

Dabei stellte sich heraus, daß die Arbeit mit dem Computer für körperbehinderte Schüler von viel größerer Bedeutung ist, als für nichtbehinderte Menschen. Das Beispiel eines Schülers mag das verdeutlichen:

---

[1] Es gibt elektronische Systeme, die durch ihre Hardware-Konzeption in ihrer Funktion unveränderlich festgelegt sind, und "Computer", deren Funktion durch ein Programm individuell bestimmt werden kann. Insofern, als die jeweilige Funktion eines festprogrammierten Gerätes in der Funktionsvielfalt eines frei programmierbaren Computers aufgehoben ist, können die Begriffe "elektronische Systeme" und "Computer" synonym verwendet werden.

Jochen[2], der zum Zeitpunkt des Versuchs 14 Jahre alt war, leidet an einer schweren spastisch-athetotischen Tetraplegie. Hinter diesem medizinischen Befund verbirgt sich eine cerebrale Schädigung, die sich bei Jochen in einem gestörten motorischen Erscheinungsbild mit äußerst verlangsamten Bewegungen ausdrückt. Von der Behinderung sind nicht nur die Gliedmaßen, sondern auch die Sprechmotorik betroffen; er kann weder laufen noch sprechen. Deshalb ist Jochen in allen Lebensbereichen auf pflegerische Hilfe angewiesen. Erst im Alter von 12 Jahren lernte er, sich mit Hilfe eines elektrischen Rollstuhls selbständig fortzubewegen.

Neben einer kleineren Gruppe von Schülern mit progressiver Muskeldystrophie wurden im Rahmen des Modellversuchs vor allem Kinder mit schweren cerebralen Schädigungen betreut. Solche Schädigungen entstehen durch eine mangelnde Sauerstoffversorgung des Gehirns entweder schon vor, während oder nach der Geburt. Jochens Eltern sind sich nicht klar darüber, wann es dazu kam: bereits während der Geburt oder erst bei einem kurzzeitigen Herzstillstand im Alter von sechs Wochen anläßlich einer Operation, die aufgrund einer schweren Nierenerkrankung notwendig geworden war.

Das leitende Ziel der schulischen Förderung Jochens war von Anfang an die Verbesserung seiner Kommunikationsfähigkeit. Unter den Lehrern seiner Schule galt er als ein stets interessierter, hochmotivierter Junge, der eine große Lernbereitschaft und, gemessen an seiner Behinderung, eine erstaunliche Ausdauer und Konzentrationsfähigkeit besitzt. Damit hielt man schon zu Beginn seiner Schulzeit die subjektiven Voraussetzungen für einen erfolgversprechenden Einsatz elektronischer Systeme für gegeben. Da er auch seine Hände kaum willentlich steuern kann, verwendet Jochen einen Schalter als Eingabeelement, den er mit seiner rechten Schulter betätigt. Aus einer Buchstabenmatrix, die auf dem Bildschirm eingeblendet ist und in der ein automatisch fortlaufender Cursor zunächst die Zeilen, bei Bestätigung der gesuchten Zeile dann die einzelnen Buchstaben innerhalb der Zeile abtastet, kann Jochen einzelne Buchstaben zu Sätzen zusammenfügen. In der Matrix gibt es auch Zeichen für Funktionen, die ihm eine begrenzte Textverarbeitung ermöglichen.

[2] Jochen (der Name wurde geändert) war einer von drei Schülerinnen und Schülern, die an Einzelfallstudien beteiligt waren, die im Rahmen des Modellversuchs durchgeführt wurden.

Will man mit Jochen ein Gespräch führen, so kommen grundsätzlich drei Wege in Betracht:

Der erste besteht darin, Fragen zu formulieren, die Jochen mit "ja" oder "nein" beantworten kann. Statt Fragen zu stellen, kann man gleich die Antworten vortragen, die man von ihm erwartet und die er dann nur noch anzuerkennen oder abzulehnen braucht. Zwischen ihm und den Personen seiner Umwelt ist dafür ein spezieller Code vereinbart: Ein langsames Senken des Blickes auf die rechte Schulter bedeutet "ja", der entsprechende Blick auf die linke Schulter heißt "nein". Soll diese Art der Kommunikation gelingen, muß man allerdings die Lebensumstände, die Interessen, Bedürfnisse und Wünsche des sprachbehinderten Interaktionspartners sehr genau kennen. Nur so kann man die richtigen Antworten an seiner Stelle formulieren. Bei offenen Fragen, bei denen es keinen Anhaltspunkt für eine zutreffende Antwort gibt, stößt diese Kommunikationsform an ihre Grenzen. Mißlingende Verständigung ist - und das nicht nur für behinderte Menschen - eine leidvolle Erfahrung. Schreiben Kinder sich die Gründe für das Scheitern selbst zu, so reagieren sie oft aggressiv und verärgert oder aber sie resignieren. Fehlt es dem Interaktionspartner dagegen an der notwendigen Sensibilität im Umgang mit einem behinderten Menschen oder kann er die richtigen Fragen und Antworten einfach nicht finden, so empfinden Betroffene das häufig als diskriminierend. Sie fühlen sich nicht nur unverstanden, sondern verletzt.

Um das zu vermeiden und um Jochen mehr Raum für ein selbständiges sprachliches Handeln zu schaffen, hatte man ihm die Symbolsprache "Bliss" nahegebracht. Diese Sprache besteht aus einer Reihe von Grundzeichen, die bei komplizierteren Begriffen zu komplexen Symbolen und bei sukzessiver Verkettung der Symbole zu ganzen Sätzen zusammengesetzt werden können. Der deutlich ikonische Charakter dieser Zeichen gestattet es umgekehrt, die Bedeutung komplexer Symbole anhand ihrer Grundfiguren zu rekonstruieren. Das ermöglicht sogar eine interkulturelle Verständigung über Sprachgrenzen hinweg, ohne daß dafür Fremdsprachenkenntnisse notwendig sind. Gegenüber einfacheren Piktogrammsystemen, die ebenfalls als Kommunikationsmittel verwendet werden, die jedoch nur rudimentäre Mitteilungen erlauben, verfügt die Symbolsprache Bliss über syntaktische Strukturen, die Äußerungen in einer vergleichsweise elaborierten Form zulassen.

Da Jochen aufgrund seiner motorischen Beeinträchtigungen die Symbole nicht selbst auswählen konnte, mußten dies die Interaktionspartner für ihn tun und auf jene Symbole zeigen, von denen sie annahmen, es seien die von ihm gesuchten. Je mehr Wörter Jochen lernte, umso umfangreicher wurde seine Symbolsammlung und umso schwieriger wurde es auch, das von ihm gewünschte Symbol herauszufinden. Gegenüber der ersten Methode, sich mit Hilfe vorformulierter Antworten zu verständigen, besteht dabei kein prinzipieller Unterschied. Auch hier trägt der Partner die erwartete Antwort vor, obgleich in Form einer Reihe von Symbolen, denen Jochen zustimmen oder die er ablehnen kann.

Die dritte Möglichkeit hat sich für Jochen durch den Computer ergeben. Wenn seine nonverbalen Ausdrucksmittel nicht mehr genügen, den Interaktionspartner auf mögliche Fragen, Nachfragen oder Antworten hinzulenken, setzt er seinen Computer ein. Er tippt dann mit Hilfe seiner Tastaturmatrix ein Stichwort ein, das Anhaltspunkte für weitere Abfragen liefert. Die Möglichkeiten, den Computer als Kommunikationshilfe zu nutzen, sind bei dieser Verwendungsart allerdings noch lange nicht ausgeschöpft. Es können nämlich ganze Wörter oder vollständige Sätze programmiert werden, die mit einem einzigen Tastendruck oder einer Folge weniger Befehle abgerufen werden können. Je umfangreicher eine Datei mit Standardsätzen oder ein Wort-Lexikon ist, umso wichtiger werden logische Verzweigungsstrukturen, die einen schnellen Zugriff auf die im Speicher abgelegten Sätze oder Wörter gestatten. Die Ausgabe der aus einer solchen Datei ausgewählten Mitteilung kann dann visuell (auf dem Bildschirm), schriftsprachlich (durch Ausdruck auf Papier) oder akustisch (durch Sprachausgabe) erfolgen.

In alltäglichen Gesprächssituationen, in denen es auf spontane, schnelle Äußerungen ankommt, genügt vielfach der Abruf standardisierter Sätze oder Wörter. Der schnelle Zugriff für den Benutzer ist allerdings erkauft durch sprachliche Ungenauigkeiten, weil solche Standardsätze im Normalfall nicht auf eine konkrete Redesituation bezogen sind. So kann man in unserer Lautsprache einem Aussagesatz alleine durch unterschiedliche Betonung oder eine Veränderung der Sprachmelodie z.B. eine Frageintention unterstellen. Solche Modulationen sind mit dem Computer nicht möglich. Dem Kommunikationspartner fällt die Aufgabe zu, etwa eine unverbundene Wort- oder Satzreihe syntaktisch zu korrigieren, semantisch zu vervollständigen und in den pragmatischen Redekontext einzuholen. Sollte das bei komplizierten Mitteilungen, bei denen es auf differenzierte sprachliche Bedeutungsnuancen ankommt, nicht gelingen, besteht immer noch die Möglichkeit, einen Satz schriftsprachlich zu präzisieren. Körperbehinderte Personen, die wie Jochen nur einen Schalter bedienen können, brauchen dafür aber viel Zeit.

Mit seinem Computer kann Jochen sich nun selbständig mitteilen. Er ist nicht mehr auf die Antwortvorschläge eines Kommunikationspartners oder auf ein einengendes System von Symbolen angewiesen. Jochen ist der Ansicht, der Computer sei die beste Kommunikationshilfe, weil er sich damit in seiner eigenen Sprache und mit seinen eigenen Worten ausdrücken kann.

Diese Auskunft gab er uns bei einer Befragung. Der Interviewer hatte Jochen dabei die Fragen vorgetragen, eine ihm nahestehende Betreuerin übernahm die Rolle des Antwortenden und formulierte an seiner Stelle Aussagesätze, die er bestätigen oder negieren konnte. Waren die Fragen zu offen gestellt oder kam die Betreuerin nicht auf die von ihm gewünschte Antwort, so tippte Jochen einen Begriff in seine Computeranlage. Anhand dieses Stichwortes war es dann möglich, weiterzufragen. Der Computer ersetzte dabei nicht einfach andere oder früher praktizierte Kommunikationsformen, sondern schaffte neue Möglichkeiten, auf die Jochen immer dann zurückgreifen konnte, wenn unsere Interaktion mit Hilfe anderer Methoden nicht erfolgreich war. Bedingt durch seine großen Lernfortschritte und eine ungeheure Sicherheit im Umgang mit dem Computer, rücken diese früheren Kommunikationsformen bei Jochen aber zusehends in den Hintergrund.

Abgesehen davon, daß alle kognitiven, sozialen und personalen Entwicklungen eines Menschen wesentlich von der Fähigkeit abhängen, lesen und schreiben zu können, bauen alle schulischen Lernprozesse auf der Verfügung über die Schriftsprache auf. Ohne die Verwendung eines Computers als Schreibhilfe könnten viele Schüler, die in der Bewegungsfähigkeit ihrer Hand eingeschränkt sind, Aufgabenstellungen oder schriftliche Übungen gar nicht erledigen[3].

Selbst wenn ein Schüler ein elektronisches Kommunikationssystem benutzt und sich mit seiner Hilfe im Medium einer Symbolsprache verständlich

[3] Wie der nachfolgende Beitrag von Thomas STÖRMER zeigt, stellt der Computer auch im Leselernprozeß körperbehinderter Kinder eine unschätzbare Hilfe dar.

macht, hängt die optimale Nutzung eines Computers von der Kenntnis der Schriftsprache ab. Nur durch schriftsprachliche Eingaben ist es möglich, Funktionen, die der Computer ausführen soll, selbst zu bestimmen und in einer Programmroutine festzulegen. Dadurch erweitern sich die unterstützenden Leistungen des elektronischen Hilfsmittels noch einmal erheblich. Nicht zuletzt qualifiziert auch die Fähigkeit, z.B. mit einem Textverarbeitungs- oder einem Kalkulationsprogramm umgehen zu können, viele Körperbehinderte für eine mögliche berufliche Tätigkeit.

Nun handelt es sich bei einer cerebralen Schädigung nicht einfach um eine isolierte z.B. motorische Funktionsstörung, die sich nicht auch auf andere Teilleistungsbereiche auswirken würde. Cerebrale Schädigungen führen vielmehr zu unterschiedlichen Störungen in der Gesamtorganisation der Aufnahme und Verarbeitung von Reizen und der Möglichkeit, auf Umweltreize zu reagieren. Von Beginn an ist deshalb die sensomotorische und kognitive Entwicklung der betroffenen Kinder verändert. Die motorischen Beeinträchtigungen der Kinder schränken auch ihre Erfahrungs- und Handlungsräume ein. Als unmittelbare Folge der Körperbehinderung oder als Folge des Zusammenwirkens der Behinderung mit anderen Faktoren ergeben sich Erschwernisse des Lernens in den Bereichen Motorik, Wahrnehmung, Sprache und Kommunikation, Motivation und kognitiv-intellektuelle Entwicklung.

Es ist deshalb nicht selbstverständlich, daß Kinder mit cerebralen Schädigungen die Schriftsprache erlernen können oder etwa die komplexen Anforderungen, die der Umgang mit einem Computer stellt, auch wirklich bewältigen. Kobi (1991) hat eine Übersicht über mögliche Teilleistungsstörungen bei einer Cerebralparese (CP) zusammengestellt. Sie läßt erahnen, welch vielfältige basale Fähigkeiten in derart komplexe Leistungen eingehen, wie sie das Lesen und Schreiben darstellen (Abb. 1).

In einer Reihe unterrichtlicher Prinzipien versucht man deshalb an Schulen für Körperbehinderte, den vielfältigen Förderbedürfnissen körperbehinderter Schüler gerecht zu werden. Thesenartig sollen diese Grundsätze im folgenden dargestellt werden. Das gestattet es zugleich, die Möglichkeiten und Grenzen der schulischen Förderung mit Hilfe des Computers zu überprüfen:

Psychomotorik

- Umsetzung: verbal/kognitiv → Handlungsplanung
- Umsetzung: Wahrnehmungsorganisation → Handlungsmuster
- Umsetzung: Gestalterfassung → Gestaltaufbau

«distractability»
«visuo-motor-disturbances»

Sprache/Sprechen

Primäre und/oder konsekutive Schwierigkeiten betr.

- Artikulation
- Phonation
- Rhythmik
- Syntax
- Semantik
- Pragmatik

} Lautsprache

○ Körpersprache
○ Bildsprache
○ Schriftsprache

Perzeption

Frostig:
- Visual motor Coordination
- Figure-Ground-Perception
- Perceptual Constancy
- Perception of Constancy in Space
- Perception of Spatial Relationships

Probleme/Schwierigkeiten bezüglich:
- räuml. Vorstellungsvermögen
- Hintergrundabhängigkeit
- Lücken erkennen
- Integration von Reizen aus versch. Sinnesbereichen
- Reizdiskrimination -verarbeitung
- Reaktionsplanung -realisation -ablauf

(Verlangsamungen)

- Überforderung durch Reizkonkurrenz (Bevorzugung unmittelbar präsenter, wenngleich irrelevanter Reize)
- visuelle, auditive, taktile Objektdiskriminationsschwierigkeiten

Kognition

- Konkretismus
- Probleme mit Konzeptbildung (d.h. in klassifikatorischer Weise zu reagieren)
- Reizselektionsdefizite (betr. Schlüsselreize)
- Flexibilitätsdefizit (= Haftenbleiben an unmittelbar gegebenen Reizeigenschaften. Rigidität Perseveration)
- Mediationsdefizit (= Mangel an begrifflichen Assimilitationsschemata)
- Lernbasisdefizit (verminderte/veränderte Erfahrungsmöglichkeiten)
- Verlangsamte Extinktionsrate (=Schwierigkeiten zum Beispiel als falsch Erkanntes zu hemmen, abzublocken)
- Probleme mit sogenannten «speed-Aufgaben»

mediatorische Bedeutung der Sprache

Antrieb/Motivation

- Ausdauer; Konzentration; Abschirmung
- Wechsel von Fixation/Distribution
- eingeengtes (physio-) psychisches Leistungsfeld (z. B. betr. Suchverhalten, Fernraumbeachtung usw.)
- Initiative Armut (Explorationsverhalten).
- verengter Interessenkreis

Affektivität/Sozialverhalten

Störungsformen Richtung
△ Einstellung/Ausrichtung
△ Stabilität
△ Dynamik
△ Homogenität
△ Register
△ Verständlichkeit
△ Konstanz
△ ....

Abb. 1: Teilleistungsstörungen/CP, nach Kobi (1991).

1. Anschaulichkeit

Bei der Unterrichtsgestaltung bildet der konkrete Gegenstand den Ausgangspunkt von Lernprozessen. In feingegliederten Schritten werden die verschiedenen Abstraktionsstufen bis hin zur symbolischen und sprachlichen Repräsentation dieser Gegenstände entwickelt.

Computerprogramme, die Gegenstände und Sachverhalte zweidimensional abbilden, repräsentieren die Wirklichkeit in bereits abstrahierter Form. Bestimmte Abstraktions- und Symbolisierungsleistungen, die im Rahmen schulischer Lernprozesse zu vermitteln wären, werden insofern immer schon vorausgesetzt. Es besteht deshalb die Gefahr, durch den unbegründeten und unreflektierten Einsatz solcher Programme nur Symbole einzuüben, deren Zusammenhang mit der konkreten Erfahrung nicht erkennbar ist.

2. Multisensorische Förderung

Im Unterricht an der Schule für Körperbehinderte legt man Wert darauf, die Schüler mit allen Sinnen anzusprechen. Nur so können Kinder Störungen im Bereich der sensorischen, integrativen oder expressiven Verarbeitungsprozesse überwinden oder zu kompensieren lernen.

Obzwar mit hochauflösenden Farbmonitoren und einer Sprachkarte ausgestattet, können Computer Lerninhalte nur in visueller und akustischer Form anbieten. Andere Sinnesbereiche bleiben dabei unberücksichtigt und müssen durch ein erweitertes, verschiedene sensorische Kanäle umfassendes Reizangebot des Lehrers aktiviert werden. Die Arbeit mit dem Computer ist in vielen Fällen tatsächlich erst möglich, wenn basale sensorische Leistungen erbracht werden können und grundlegende Fähigkeiten auf der Ebene intermodaler Verbindungen bereits erworben sind.

3. Handlungsorientierung

Dem Anspruch eines handlungsorientierten Unterrichts sind bei der Arbeit mit schwer körperbehinderten Schülern deutliche Grenzen gesetzt. Zwar lassen sich Gegenstände, die auf dem Monitor dargestellt sind, manipulieren, das Handeln in der Zweidimensionalität des Computers ist trotzdem nicht mit dem Handeln in der dreidimensionalen Gegenstandswelt vergleichbar.

Ist schon ein hantierender Umgang mit Gegenständen unmöglich, so muß man sich als Anwender von Computern auch noch an die von einem Programm vorgegebenen Strukturen halten. Die Arbeit mit elektronischen Systemen engt insofern die Möglichkeiten des Handelns zusätzlich ein. Dennoch können Programme so gestaltet werden, daß sie dem Benutzer die wenigen mit einem Computer ausführbaren Handlungen offenhalten. Schüler sollten darüber hinaus auch über mögliche Ablaufvarianten oder über Anzahl und Schwierigkeit von Aufgaben, über Ausgabearten usw. selbst bestimmen können.

4. Individualisierung

Die unterschiedlichen Stärken und Schwächen der Kinder in einzelnen Teilleistungsbereichen erfordern ein individualisierendes, den unterschiedlichen Förderbedürfnissen der Schüler angemessenes Lernangebot.

Natürlich kann ein Computerprogramm nicht in seinem Ablauf und seiner Struktur verändert, wohl aber hinsichtlich seines Inhalts gestaltet werden. Lernsoftware soll außerdem gewisse Anpassungen an die Bewegungs- und Wahrnehmungsfähigkeiten körperbehinderter Schüler zulassen. Bei den im Modellversuch entwickelten Programmen kann eine ganze Reihe von Parametern individuell vom Benutzer selbst oder vom Lehrer reguliert werden. Als Beispiele seien die Auswahl der Farben, die Einstellung der Ablaufzeiten und -geschwindigkeiten, die Abschaltung bestimmter Funktionen oder die Regelung der Zeitdauer genannt, mit der eine Taste gedrückt sein muß, damit die Bedienung als Impuls erkannt und verarbeitet wird.

Abgesehen davon, daß es mittlerweile eine Vielfalt von Programmen zu verschiedenen Unterrichtsthemen mit sehr unterschiedlichen Lernanforderungen gibt, erweitern sich die Einsatzmöglichkeiten des Computers zur individualisierenden Förderung in dem Maße, in dem der Inhalt und die Verlaufsparameter der Lernsoftware vom Lehrer selbst festgelegt werden können.

Angesichts der individuell unterschiedlichen Förderbedürfnisse von Kindern mit cerebralen Schädigungen werden auch die Grenzen eines Computereinsatzes in der Schule deutlich, der sich auf Konzepte des "Programmierten Unterrichts" beruft. War es schon dort kaum oder nur mit sehr hohem programmtechnischen Aufwand gelungen, die möglichen Lösungsstrategien bei einer Aufgabenstellung hinsichtlich ihres sachlogischen Aufbaus zu rekonstruieren, so dürfte das vollkommen aussichtslos sein, wenn man auch noch mögliche Störungen der sensorischen, integrativen und expressiven Verarbeitungsprozesse berücksichtigen wollte. Individualisierende Förderung so verstanden kann von einem Computerprogramm nicht geleistet werden. Der Computer kann einzelne Hilfestellungen geben und bestimmte Lernprozesse erfolgreich unterstützen, aber der Lehrer muß dafür begleitende Angebote bereitstellen und den Stellenwert eines Programms im methodisch-didaktischen Konzept seines Unterrichts bestimmen.

5. Eigentätigkeit

Seine Stärken in der Förderung körperbehinderter Schüler hat der Computer weniger bei der Kompensation von Störungen im Bereich der sensorischen und integrativen, als vielmehr der expressiven Funktionen. Dort, wo die mangelnde Bewegungsfähigkeit eines Schüler auch seine Handlungsfähigkeit einschränkt, eröffnen elektronische Hilfen neue Tätigkeitsfelder und schaffen Räume zur Entwicklung personaler Kompetenzen. Der Computer verhilft schwer körperbehinderten Kindern und Jugendlichen, ihre eigenen Handlungspläne zu realisieren. Man denke etwa nur an Jochen, der ohne seinen Computer kaum ein Vorhaben angehen, eine Aufgabe lösen oder auch nur an einem Gespräch teilnehmen könnte.

Jochen kann seiner sozialen Umwelt viele seiner Fähigkeiten einzig mit Hilfe von Computern unter Beweis stellen. Diese "Darstellungsmöglichkeit" hat große Bedeutung für sein Selbstbewußtsein und sein Selbstwertgefühl. Die Arbeit mit dem Computer hat ihm ganz neue Räume eröffnet, in denen er selbstbestimmt handeln kann. Sie entlastet ihn in motorischer, kognitiver, emotionaler und sozialer Hinsicht: Die Arbeit mit Computern ist weniger anstrengend als das Schreiben mit der Hand; mit Hilfe der Rechtschreibkorrektur durch den Computer kann sich der Schüler Sachfragen widmen und scheitert nicht schon immer an der Rechtschreibung; die Möglichkeit, bei Bedarf auf einen Computer zurückgreifen zu können, entkrampft die Kommunikationssituation. Auch die Erwartungen hinsichtlich einer beruflichen Integration Jochens sind in starkem Maße an den Computer geknüpft: Nachdem er keine handwerklichen Arbeiten ausführen kann, hängt die Aussicht auf eine Beschäftigung - und sei es in einer beschützenden Werkstatt - von seinen Fähigkeiten im Umgang mit Computern ab.

Die Erfahrung, sich mit Hilfe des Computers selbständig ausdrücken zu können, so berichtete Jochens Mutter bei einem Interview, sei für ihren Sohn eine wichtige Bestätigung gewesen, die sich auf sein Selbstbewußtsein und sein Selbstwertgefühl positiv ausgewirkt habe. Er sei stolz, mit dem Computer umgehen und anderen zeigen zu können, was in ihm stecke. Obwohl der Computer ihm mittlerweile auch die Möglichkeit verschafft habe, ihren Anordnungen zu widersprechen, eigene Wünsche einzufordern und seinen Willen durchzusetzen, sei eines der schönsten Erlebnisse für sie gewesen, als Jochen zum ersten Mal mit dem Computer selbst ein Wort niedergeschrieben habe. Daran sei zu erkennen gewesen, daß er zu selbständigem Handeln fähig sei. Das hätten viele Leute zunächst nicht für möglich gehalten.

Jochen konnte von der Arbeit mit dem Computer viel profitieren, weil seine Behinderung mehr im Bereich der expressiven Funktionen besteht und weniger Störungen im Bereich der Wahrnehmung und der Integration der verschiedenen Wahrnehmungssysteme vorliegen. Die Untersuchungen, die im Rahmen der wissenschaftlichen Begleitung des Modellversuchs durchgeführt wurden, haben jedoch ergeben, daß viele Aspekte, die ich am Beispiel Jochens zu zeigen versucht habe, die Lern- und Kommunikationsmöglichkeiten körperbehinderter Menschen allgemein positiv beeinflussen können. Diese Überzeugung trifft sich auch mit dem Urteil der an den Versuchsschulen unterrichtenden Lehrer, Mitarbeiter und Therapeuten, die anläßlich einer Befragung meinten, sie hätten Kindern Entwicklungsmöglichkeiten vorenthalten, wenn sie sich dem Einsatz elektronischer Hilfen in Unterricht und Förderung verschlossen hätten.

Literatur

KOBI, E. E. (1991). Neue Technologien: Für Körperbehinderte ein Zugang zur Welt? In: *Vierteljahreszeitschrift für Heilpädagogik und ihre Nachbargebiete 60, 3*, 248-261.

Programme für den Lese- und Schreibunterricht körperbehinderter Schüler

Thomas Störmer

Im Rahmen des Modellversuchs "Erarbeitung und Erprobung elektronischer Lern- und Kommunikationssysteme für Körperbehinderte" (Elekok) wurden eine Reihe von Programmen entwickelt, die den betreuten Schülern dabei helfen, sich in den Kulturtechniken zu bilden. Ein solches Programm, das den Leselernprozeß unterstützt, ist das Programm LIES MIT[1]. Dabei handelt es sich um einen Leselehrgang für IBM-kompatible Computer, der für alle im Lehrplan der ersten Jahrgangsstufe festgelegten Lernziele Übungen bereithält. Am Leitfaden der Handreichung zum Erstlesen für Sonderpädagogische Diagnose- und Förderklassen[2] wurden jene Elemente des Leselernprozesses, die sich für eine Umsetzung auf den Computer zu eignen schienen, herausgearbeitet und in die Programmkonzeption aufgenommen. In Verbindung mit speziell entwickelten Textverarbeitungsprogrammen wie dem Programm SCHREIB MIT+ sind körperbehinderte Schüler auch in der Lage, die gelernten Wörter niederzuschreiben.

1. Das Programm LIES MIT

Ein Lernprogramm, das für den Einsatz bei schwer körperbehinderten Kindern tauglich sein soll, muß eine Reihe von Anforderungen erfüllen können:

---

[1] Informationen über die hier vorgestellten Programme sind erhältlich von der Zentralstelle für Computer im Unterricht, Schertlinstr. 7, 8900 Augsburg.

[2] Staatsinstitut für Schulpädagogik und Bildungsforschung: Erstlesen, Handreichung für Sonderpädagogische Diagnose- und Förderklassen. Würzburg [4]1989.

1. Alle Teile des Programms müssen vom Schüler mit dem Joystick oder mit nur einem Eingabeschalter (also ohne Tastatur) bedienbar sein.

2. Farbige Bilder und Wörter müssen in vielfältiger Weise miteinander verbunden und die Lernwörter auch akustisch ausgegeben werden können.

3. Das Programm darf den Pädagogen nicht durch unveränderbare Vorgaben und Festlegungen in der Auswahl der Unterrichtsinhalte einengen. Vielmehr muß die Gelegenheit bestehen, eigene Inhalte in Form von Bild- und Sprachfiles in das Programm einzufügen.

4. Der Bildschirmaufbau muß nach Möglichkeit auch Schülern mit optischen Wahrnehmungsstörungen gerecht werden (vgl. STÖRMER 1993, 174f).

Als Vorstufe für den Leselernprozeß sind in dem Programm zwei Übungen vorgesehen, die auf spielerische Art an den Umgang mit dem Joystick oder einem anderen Eingabeelement heranführen. Damit können auch die Orientierung in der Bildschirmebene sowie innerhalb der Lesezeilen geübt werden.

Die weiteren Programmteile greifen die Lernziele des Lehrplans auf. Es beginnt mit der Verbindung von Bildern, Wörtern und Lautsprache. Hierbei können immer zwei Elemente einander zugeordnet werden.

Nach Einführung eines Begriffes als Ganzwort kann dieses in einer weiteren Übung in einzelne Buchstaben zerlegt werden. In verschiedenen Darstellungsformen muß der Schüler das Wort aus seinen einzelnen Teilen wieder zusammensetzen. Die Wörter können aber auch aus ihren einzelnen Silben wieder aufgebaut werden.

Eine nächste Programmeinheit dient der akustischen Analyse von Lauten und Lautgruppen bei Vorgabe eines gesprochenen Wortes oder eines Bildes. Hierbei muß der Schüler entscheiden, ob sich ein gesuchter Buchstabe oder eine Buchstabengruppe in einem gehörten Wort oder seiner bildhaften Darstellung befindet.

Schließlich kann dem Schüler mit graphischer Unterstützung einsichtig gemacht werden, daß sich durch Austauschen, Hinzufügen oder Weglassen von Lautzeichen die Bedeutung eines Wortes ändern kann.

Ein letzter Übungsteil schließlich widmet sich dem sinnentnehmenden Lesen. Aus Wortlisten oder auch Texten können Hauptmorpheme oder funktionale Morpheme farbig markiert werden. Dieser Programmteil dient dem schnellen Erfassen und Erlesen eines Wortes oder Textes.

Mit Hilfe dieses Programms können schwer körperbehinderte Schüler erstmals selbstätig an einem Leselernprozeß teilnehmen. Die einzelnen Lernschritte können handelnd vollzogen, die Lernziele intensiver vermittelt werden. Die im Rahmen des Modellversuchs betreuten Kinder lernten gerne und mit großem Interesse mit dem Programm LIES MIT.

Der Einsatz des Programms eignet sich jedoch auch bei anderen Zielgruppen: So kann beispielsweise die Verbindung von Wörtern und Bildern hörgeschädigten Schülern dabei helfen, das Begriffsverständnis zu schulen.

Erste Erfahrungen in den sog. Sonderpädagogischen Diagnose- und Förderklassen belegen, daß der Einsatz des Programms den Leselernprozeß entwicklungsverzögerter Kinder unterstützen kann. Pädagogen heben in diesem Zusammenhang die Bedeutung der Computerarbeit für Konzentration und Motivation der Schüler hervor und betonen die Möglichkeiten des Programms zu individualisierenden Übungsangeboten.

Das Programm LIES MIT kann aber auch beim Erstlesen normal entwickelter Kinder eingesetzt werden. Von Vorteil ist insbesondere, daß keinerlei Vorerfahrungen im Umgang mit Computer oder Tastatur erforderlich sind. Allein die Betätigung der Return- und der Cursortasten genügt, um das Programm bedienen zu können.

In weiteren Entwicklungen sollen auf der Grundlage des Programms LIES MIT Kommunikationshilfen für sprach- und geistigbehinderte Schüler entstehen, mittels derer sich Kinder durch Bilder, Zeichnungen oder Piktogramme verständlich machen können.

2. SCHREIB MIT, ein Programm mit Rechtschreibkorrektur

Die Schule für Körperbehinderte besuchen auch Schüler, die trotz intensiver und manchmal jahrelanger Förderung nicht zu einer gesicherten Rechtschreibung gekommen sind und deren Schrift von fremden Personen nicht entziffert werden kann. Für nichtsprechende Kinder stellt die mangelhafte Rechtschreibung ein weiteres Kommunikationshemmnis dar.

Soll eine geschriebene "Botschaft" von einer anderen Person verstanden werden, so muß der Text bestimmte "rechtschriftliche Minimalforderungen" erfüllen. Der von einem Schüler niedergeschriebene Satz: *"mtr aretet in die Sadt"* (Mutter arbeitet in der Stadt) bleibt unverständlich, wenn man den Zusammenhang, in den er gehört, das Thema der Unterrichtsstunde beispielsweise oder die Aufgabenstellung nicht kennt. Für solch einen Schüler folgt dem Erleben des Nicht-Sprechen-Könnens die Enttäuschung des Auch-Nicht-Schreiben-Könnens. Schüler mit Teilleistungsstörungen vergessen Wörter oft, auch wenn sie bereits mehrfach geübt wurden, so daß der tatsächlich verfügbare Wortschatz von "schreibbaren" Wörtern immer auf den momentan behandelten Wochentext, die aktuelle Bildergeschichte oder den gerade besprochenen Aufsatz begrenzt ist.

Auch in solchen Fällen kann der Computer helfen: Textverarbeitungsprogramme verfügen meist über ein elektronisch gespeichertes "Rechtschreib-Lexikon", das die Wörter eines geschriebenen Textes auf ihre Richtigkeit hin überprüft. Da solche "Wörterbücher" meist sehr umfangreich sind (zwischen 80.000 und 400.000 Wörtern), können Programme ein Wort nur dann identifizieren, wenn maximal zwei Buchstaben falsch geschrieben wurden. Programme mit einer Rechtschreibkorrektur eignen sich für körperbehinderte Schüler aber nur dann, wenn sie in der Lage sind, ein Wort auch bei einer größeren Zahl von Fehlern noch zu erkennen. Die Worterkennung gelingt allerdings umso besser, je weniger Wörter in einem Überprüfungslexikon gespeichert sind.

Im Rahmen des Modellversuchs wurde das Programm SCHREIB MIT entwickelt, das solchen Ansprüchen genügt. Bei diesem Programm wird zunächst ein begrenzter Wortschatz in den Computer eingelesen, der die Funktion des Rechtschreib-Wörterbuches übernimmt. So kann z.B. der Grundwortschatz der Bayerischen Grundschule eingegeben werden; der Lehrer kann aber auch selbst eine Datei mit Lernwörtern zusammenstellen. Da die Kapazität des Lexikons auf etwa 2000 Wörter begrenzt ist, muß im Bedarfsfall mit verschiedenen "Lexikon-Dateien" gearbeitet werden. Tippt ein Schüler, nachdem er ein Wort eingegeben hat, auf die Leertaste, wird dieses Wort mit den Wörtern des aktuellen Rechtschreib-Wörterbuches verglichen. Ist das

Wort, so wie der Schüler es geschrieben hat, im Speicher abgelegt, meldet der Computer die rechtschriftliche Korrektheit des Wortes, und der Schüler kann weiterschreiben. Ist das vom Schüler eingetippte Wort jedoch nicht in diesem Lexikon enthalten, so erscheinen am unteren Bildschirmrand bis zu fünf Wörter aus dem Lexikon, die diesem Wort am ähnlichsten sind. Der Schüler wählt dann das von ihm gesuchte Wort aus, woraufhin das falsch geschriebene Wort automatisch gegen das gewählte Wort ausgetauscht wird. Gibt ein Schüler etwa, wie in dem genannten Beispiel, das Wort "mtr" eingegeben, so erscheinen die Wörter "mir", "Meer", "Meter","Motor" und "Mutter" zur Auswahl. Wird das Wort "aretet" eingegeben, so bietet der Computer die Wörter "arbeitet" und "rettet" als Alternativen an. Das Programm "hilft" im Rahmen des eingegebenen Wörterbuches einem solchen Schüler, seinen Text fehlerfrei zu schreiben. Voraussetzung hierfür ist allerdings, daß der Schüler erkennen kann, ob sich das von ihm gemeinte Wort unter den Wortvorschlägen befindet.

Natürlich hat auch dieses Programm seine Grenzen. Es kann nicht intuitiv "erahnen", welches Wort der Schüler gemeint hat, sondern nur ein eingegebenes Wort an Hand einer Wortliste auf der Grundlage eines einprogrammierten Algorithmus vergleichen. Für nichtsprechende Schüler, die nicht fehlerfrei schreiben können, stellt der Computer dennoch eine wichtige Kommunikationshilfe dar.

3. Computereinsatz bei vorhandener Schreibfähigkeit

Ein Computereinsatz kann auch jenen Schüler wertvolle Dienste leisten, die durchaus in der Lage sind, mit einem Stift zu schreiben. Viele körperbehinderte Schüler haben eine schlecht lesbare Handschrift und somit große Schwierigkeiten, sich in ihrem selbstgeschriebenen Text zurechtzufinden. Die Schülerin Susi hatte innerhalb einer akzeptablen Zeit einen Text mit dem Stift zu Papier gebracht. Als sie anschließend aufgefordert wurde, den Text zu lesen, rezitierte sie ihn lediglich aus ihrem Gedächtnis. Es war ihr nicht möglich, in ihrem Text den Anfang zu finden, die Satzstruktur wahrzunehmen, beim Lesen die Linien einzuhalten und die einzelnen Wörter zu entziffern. An ein Arbeiten im Text, etwa an das Heraussuchen von Namenwörtern, war nicht zu denken (vgl. a.a.O. 157).

Da die von Susi erzeugten Buchstabenkombinationen nur sehr wenig Ähnlichkeit mit der durch das Lesen im Lesebuch gewonnen Wortgestalt haben, bereitet es ihr große Probleme, ihre Wörter und Buchstaben zu entziffern. Hat sie einmal einen Buchstaben erkannt, so sind oft die vorhergehenden Wörter oder der Anfang des Wortes schon wieder vergessen.

Ein weiteres großes Problem ist die Korrektur falscher Buchstaben. Das "Wegradieren" gelingt aufgrund motorischer Beeinträchtigungen häufig nur unzureichend, und auch beim "Durchstreichen" entstehen nur Wortgebilde, die zur weiteren Unübersichtlichkeit des Textes beitragen. Am Computer hingegen erscheinen die Wörter in der durch das Lesen im Lesebuch gewohnten Wortgestalt, so daß ein geschriebener Text am Bildschirm wesentlich besser und schneller erlesen werden kann. Auch das Korrigieren falscher Buchstaben bereitet hier keine Probleme (vgl. a.a.O. 157f).

Das einwandfreie optische Erkennen von Buchstaben kann zusammen mit der Fähigkeit des flüssigen Erlesens als Voraussetzung für eine sichere Rechtschreibung gesehen werden.

Der zunächst gewonnene Eindruck, daß bei Schülern wie Susi die eigene Handschrift zum Erlernen des Lesens und Schreibens ausreiche, täuscht. Das Schreiben bleibt ein mühsames Produzieren von Schriftzeichen. Die eigentlichen Ziele des Schreibunterrichts, in einem Text zu arbeiten oder sich schriftlich mitzuteilen, werden nicht erreicht.

Ein anderer Aspekt bei der Arbeit mit körperbehinderten Kindern ist der Zeitgewinn beim Schreiben am Computer. So können körperbehinderte Schüler zwar oft mit der Hand leserlich schreiben, sie benötigen dafür jedoch sehr viel Zeit.

Der Schüler Klaus sollte einen Text aus dem Lesebuch abschreiben. Mit dem Bleistift konnte er in 20 Minuten 16 Wörter abschreiben. Danach war er körperlich so erschöpft, daß die Aufgabe abgebrochen werden mußte. Am Computer dagegen konnte er in 20 Minuten 35 Wörter zu Papier bringen. Auch danach war er erschöpft, aber doch sehr zufrieden, daß er den Text abschreiben konnte (vgl. a.a.O. 156).

Trotz der vielfältigen Hilfen, die der Computer im Erstunterricht bereitstellen kann, sollte auf Schreibübungen mit der Hand nicht verzichtet werden. Die Fähigkeit zu eigenen, handschriftlichen Notizen ist von einem Nutzen, der von keinem elektronischen Hilfsmittel je erreicht werden kann. Auf der anderen Seite sollte man dem Schüler immer wieder Gelegenheit geben, einen Text in kurzer Zeit mit dem Computer zu schreiben. Das Beharren auf mühsamer Übung der Handschrift kann zu einem Motivationsverlust beim Schreiben führen und damit die Entwicklung der schriftlichen Kommunikationsfähigkeit hemmen.

Literatur

STÖRMER, T. (1993). *Der Einsatz des Computers an der Schule für Körperbehinderte*. Frankfurt am Main.

Der Computer als Werkzeug für den (Schrift-)Spracherwerb bei Kindern mit schweren lautsprachlichen Entwicklungsstörungen und Totalausfällen

Künftige Entwicklungswünsche aus behindertenpädagogischer Sicht

Klaus-B. Günther

Der erste Teil dieses Beitrags behandelt etwas ausführlicher die alternativ-kompensatorischen Möglichkeiten eines Zugangs zur Verbalsprache, um von daher Entwicklungsforderungen für den Einsatz des Computers als schriftsprachliches Werkzeug zu formulieren. Diese Überlegungen lassen sich besonders von Kindern mit schweren lautsprachlichen Entwicklungsstörungen begründen und leiten. Weil diese nur etwa 0,05% der Gesamtzahl von Kindern und Jugendlichen stellen, ist es schwierig, Mittel für umfangreiche Entwicklungsvorhaben im Bereich der Computeranwendung in der erforderlichen Höhe zu mobilisieren. Andererseits gibt es aber keine gehörlosen-, sprachbehinderten- oder sonstwie spezifische Werkzeugverwendung des Computers für den Schriftspracherwerb. Ich gehe vielmehr davon aus, daß beispielsweise ein *elektronisches sprachlich-visuelles Wort-Bedeutungs-Lexikon* generell für die Schriftsprachaneignung und -verwendung relevant ist und von daher letztendlich nur erfolgreich realisiert werden könnte. Worum es mir vor allem auch geht, ist der Hinweis, daß wir bei vielen kleineren Einzelvorhaben und didaktischen Realisierungen im Bereich der (schulischen) Computeranwendung nicht den Blick für umfassendere, nicht in jeder Phase direkt anwendungsbezogene Vorhaben verlieren dürfen.

1. Die Bedeutung der Schriftsprache für Kinder mit schweren lautsprachlichen Entwicklungsstörungen - Probleme und Kompensationsmöglichkeiten für den Verbalspracherwerb

Versteht man Schrift als spezifische Darstellungsmodalität von Sprache, die in der Regel erst erworben wird, wenn die gesprochene Sprache bereits ein elementares Niveau erreicht hat, und geht man weiter davon aus, daß im Sinne WYGOTSKIs (1969, 1988/89) *mit etwa zwei Jahren die Entwicklungslinien des Denkens und des Sprechens zusammenfallen...*, (daß also) *die Sprache intellektuell und das Denken sprachlich wird*, folglich ein enger Zusammenhang von Denken und Sprache bereits nach Abschluß der sensomotorischen Phase besteht, indem die weitere kognitive Entwicklung notwendig an die Verfügbarkeit eines symbolischen Repräsentationssystems gebunden wird, dann muß die Prognose für einen erfolgreichen Schriftspracherwerb bei Kindern, die aus unterschiedlicher Ätiologie massive Störungen bzw. Totalausfälle in (laut-)sprachrelevanten Entwicklungsbereichen aufweisen, pessimistisch ausfallen. Und in der Tat scheint dies nicht nur den unhinterfragten Common-sense-Vorstellungen zum Verhältnis von Laut- und Schriftsprache und ihrem Erwerb zu entsprechen, sondern auch durch harte Fakten pädagogisch-therapeutischer Erfahrungen bestätigt zu werden:

> CONRAD (1979, 141ff) untersuchte die Lesefähigkeit von 359 *gehörlosen* und *schwerhörigen* Jugendlichen in England und Wales. Nach seinen Angaben sind über die Hälfte der gehörlosen und ein Viertel der schwerhörigen Schüler als absolute Analphabeten zu bezeichnen. Für die Bundesrepublik Deutschland kamen GÜNTHER & SCHULTE (1988) in einer Untersuchung mit etwa 500 gehörlosen und schwerhörigen Jugendlichen zu ähnlichen Ergebnissen. CONRAD wie GÜNTHER & SCHULTE konnten darüber hinaus eine kumulative Wirkung des Intelligenzniveaus auf die schriftsprachlichen Leistungen im oberen und unteren Extremgruppenbereich aufzeigen.

Das am Beispiel hochgradig hörgeschädigter Jugendlicher aufgezeigte Ausmaß von Schriftspracherwerbsproblemen könnte zu der resignativen Auffassung verführen, daß diesbezüglich therapeutisch-pädagogischen Bemühungen enge Grenzen gesetzt sind. Dagegen sprechen auf dem Hintergrund des bisher Aufgezeigten geradezu paradox wirkende Fallbeispiele von in der Entwicklung der gesprochenen Sprache massivst behinderten Kindern, z.B. *Kinder mit verbal-auditorischer Agnosie* als Extremgruppe unter den kindlichen Erwerbsstörungen. Dominantes Störungsmerkmal solchermaßen behinderter Kinder ist die Unfähigkeit, akustische Sprachsignale zu dekodieren, obwohl sich kein Hörverlust feststellen läßt. Als Folge davon sind verbal-auditorische Agnostiker in der Regel unfähig zu sprechen, daher die alte Bezeichnung *hörstumm*. Sie zeigen äußerste Resistenz gegenüber jeglichen lautsprachorientierten Therapieversuchen, selbst gegenüber dem Ablesen vom Mund. Dagegen sind Kinder mit verbal-auditorischer Agnosie über den visuellen Kanal *durch Gebärden und*, was für unsere Diskussion von Bedeutung ist, *durch Lesen und Schreiben sprachbildungsfähig* (vgl. RAPIN et al. 1977; RAPIN & WILSON 1978; STEINBERG & CHEN 1982). LENNEBERG (1972, 373ff) berichtet von einem Jungen mit *kongenitaler Anarthrie*, bei dem aufgrund dieses Schadens keine Sprechentwicklung möglich war, der aber ein normales Sprachverständnis besaß und *recht erfolgreich lesen lernte*. Noch extremer ist der durch seinen autobiographischen Roman inzwischen weltberühmt gewordene Fall des schwerstkörperbehinderten anarthrischen Christopher NOLAN (1989).

Natürlich handelt es sich bei den genannten Fällen um Extreme, dennoch vermitteln sie für unsere Überlegungen bedeutsame Einsichten:

* *Obwohl die Schriftsprache sich phylogenetisch wie ontogenetisch sekundär gegenüber der Lautsprache entwickelt (hat), besitzt sie nicht nur spezifische Funktionen, sondern auch einen relativ autonomen Status.*

* *Die Verbalsprache ist auch über die schriftliche Modalität aneigbar, ohne daß die Lautsprache expressiv und/oder rezeptiv vorgängig elementar entwickelt ist.*

Ein für unsere Überlegungen besonders wichtiges Beispiel stellen die Kinder mit verbal-auditorischer Agnosie dar, weil hier von zentralen, die lautsprachliche Wahrnehmung und Produktion betreffenden zentralen Dysfunktionen ausgangen werden muß, die dennoch nicht eine Unfähigkeit zur Sprachaneignung in einer anderen, der schriftlichen Modalität, implizieren. Eine Erklärungen dafür bietet das Konzept der *halbautonomen Systeme* nach JOHNSON & MYKLEBUST (1980, S. 45):

> *Es besagt, daß das Gehirn aus halbautonomen Systemen besteht ... Das bedeutet in bezug auf das Lernen und die Lernschwächen, daß das auditive System halb-autonom vom visuellen oder taktilen System funktionieren kann und daß umgekehrt jedes dieser beiden Systeme wieder halbunabhängig von jedem der beiden anderen operieren kann.*

Es muß allerdings auch darauf hingewiesen werden, daß Fälle wie die genannten außerordentlich selten und für wissenschaftlich begründete Folgerungen nicht systematisch genug dokumentiert, analysiert und interpretiert worden sind. Ganz anders sieht dagegen die Beweislage für gehörlose Kinder aus.

> Seit den ersten erfolgreichen Bemühungen zu Anfang des 16. Jahrhunderts, Taubstumme nicht mehr als unbildsame Idioten zu behandeln, liegen uns ein Vielzahl von Einzelfallbeschreibungen und -hinweise vor, nach denen gehörlose Kinder unabhängig von einer vorgängig entwikkelten oder überhaupt einmal ausgebildeten nennenswerten Lautsprachkompetenz über die Fähigkeiten des Lesens und Schreibens verfügten (vgl. GÜNTHER 1985, 8ff sowie zahlreiche Belege bei LANE 1988). Beginnend mit dem Benediktinermönch PEDRO PONCE DE LEON (etwa 1500-1584) wurde die schriftorientierte Methode im 16. Jahrhundert erfolgreich bei taubstummen Kindern aus spanischen Adelsfamilien eingesetzt (s.a. WERNER 1932)[1]. Mit gewissen Modifikationen geht das

[1] Zwar werden PONCE und Nachfolger in der Geschichte der Gehörlosenpädagogik auch als Begründer der Lautspracherziehung Taubstummer reklamiert, doch waren die diesbezügli-

(Fortsetzung...)

heute in Gebärdensprachen verwandte Fingeralphabet auf Privatlehrer zurück, die am kastilischen Hof tätig waren (BONET 1620). Für das 18./19. Jahrhundert liegen im deutschsprachigen Raum mehrere Berichte von Pfarrern (LASIUS; SOLBRIGS 1775) und für den schulischen Bereich von SCHERR (1825) über eine schriftsprachliche Erziehung taubstummer Kinder vor. Ebenso finden wir in der Renaissance-Zeit theoretische Erklärungen für die Möglichkeit, daß sich Taubstumme die Verbalsprache primär über die schriftliche Modalität aneignen können. So schrieb der italienische Philosoph und Mathemathiker GERONIMO CARDANO (1501-1576): *Wir können also einen Taubstummen dazu befähigen, sowohl zu hören durch Lektüre wie zu sprechen durch Schreiben..., denn in gleicher Weise, wie die verschiedenen Stimmlaute der Menschen durch festgelegte Konvention eine spezifische Bedeutung erhalten haben, können auch die verschiedenen geschriebenen Buchstaben durch Konvention dieselbe Bedeutung erhalten... Schreiben ist mit der Lautsprache verbunden und durch Lautsprache mit dem Denken; aber die Schrift kann auch direkt Gedanken abrufen ohne die Vermittlung von Lautsprache* (CARDANO zit. nach BERTHIER 1840/1989, 18/19). 150 Jahre später legte der schottische Philosoph DALGARNO (1680) sein bemerkenswertes Werk *Didascolocophus or the deaf and dumb man's tutor* vor, das die schriftsprachliche Lehrmethode in einer Weise begründete, daß es bis in die siebziger Jahre zahlreiche Nachdrucke im anglo-amerikanischen Raum erfahren hat (vgl. GÜNTHER 1985, 11ff).

Die aus diesen historischen Darstellungen und Erläuterungen ableitbare relative Autonomie der Schrift- gegenüber der Lautsprache läßt sich durch eine Reihe von neueren, gut dokumentierten Einzelfällen und kontrollierten Programmen bestätigen:

[1](...Fortsetzung)
chen Erfolge im Vergleich zu den gut dokumentierten in der Schriftsprache nach WERNER (1932, 11) als einem der versiertesten Kenner der frühen spanischen Taubstummenbildung offensichtlich sehr begrenzt.

Den wohl bedeutendsten Einzelfall für den Einsatz der Schrift beim Sprachaufbau gehörloser Vorschulkinder stellt NANNINGA-BOON's (1929) Erziehung ihres gehörlosen Sohnes DIKKIE dar, der im Alter von drei Jahren zunächst über das Lesen und anschließend das Schreiben zur Verbalsprache kam. Bei der Sprachaneignung zeigten sich dem *normalen* Lautspracherwerb analoge Entwicklungsprozesse. Die frühe Aneignung der Verbalsprache über die Schrift erwies sich dann auch als Basis, selbstmotiviert zum Ablesen und dann auch zum Sprechen zu kommen. Von ähnlicher Bedeutung sind der von BELL (1899) betreute und beschriebene Fall eines fünfjährigen gehörlosen Jungen und natürlich HELEN KELLER (vgl. STERN 1905), ein insofern besonders dramatischer und bedeutungsvoller Fall, als sie im vorsprachlichen Alter ertaubte wie erblindete und den Weg zur Verbalsprache über die von ihrer Betreuerin fingeralphabetisch in die Hand dargebotenen Wörter fand.

Bestätigung finden diese Erfahrungen aus Einzelfällen durch ein Frühleseexperiment mit drei gehörlosen Kindern (STEINBERG 1982; vgl. auch GÜNTHER 1985, 63ff)[2]. In einem Zeitraum von 11-20 Monaten erwarben die Kinder bei einer täglichen Übungszeit von 10-30 Minuten 180 bis 400 Einzelwörter und 100 bis 250 Sätze. Für pädagogisch-therapeutische Folgerungen nicht uninteressant ist der Befund, daß das älteste an dem Experiment beteiligte Kind in nicht einmal der Hälfte der Übungszeit den gleichen Lernerfolg erzielte wie das jüngste, und weiter, daß das mit 2½ Jahren in der Mitte liegende Kind sowohl beim Wortschatz wie auch bei den verfügbaren Sätzen etwa die doppelte Anzahl erwarb. Die Bedeutung der Untersuchung von STEINBERG (1982) liegt in dem Nachweis, daß der Beginn einer schriftorientierten Sprachvermittlung bei gehörlosen Kindern bereits im Kleinkindalter möglich ist. Die Tatsache jedoch, daß der Unterricht der Kinder in dem mit dem Experiment intendierten Sinne offensichtlich nicht fortgeführt wurde und auch keinerlei Angaben über die weitere Entwicklung der Kinder

[2] Ein viertes in das Experiment einbezogene Kind mit einem Ausgangsalter von 1;2 Jahren war nur acht Monate an dem Versuch beteiligt und erwarb in dieser Zeit lediglich fünf einzelne Wörter. Es liegt nahe, die Gründe für das Scheitern vor allem in dem zu frühen Anfangsalter zu sehen, doch finden sich dazu bei STEINBERG (1982) keinerlei Hinweise.

bekannt sind, schränkt ihre Aussagekraft für pädagogisch-therapeutische Konsequenzen in der verbalsprachlichen Früherziehung erheblich ein.

Orientiert an dem Konzept der zuvor genannten Arbeit haben SUZUKI & NOTOYA (1984) jedoch eine Längsschnittuntersuchung vorgelegt, die den Experimentalcharakter der STEINBERG-Untersuchung überwindet, indem sechs gehörlose Kinder im Kleinkindalter beginnend über vier Jahre ein gezieltes verbales Sprachaufbauprogramm erhielten und die Ergebnisse für die Wortschatzentwicklung in Jahresintervallen mitgeteilt werden (vgl. auch die Übers. der Untersuchungsergebnisse bei GÜNTHER 1990/91, 430/31). *In ihrer entwicklungstheoretischen Begründung, in der therapeutischen Übungskonzeption wie in den Ergebnissen fundiert die Arbeit von SUZUKI & NOTOYA die Konzeption eines Zugangs zur Verbalsprache über die schriftliche Modalität in der Früherziehung gehörloser Kinder und sichert sie empirisch ab*[3].

Hervorhebenswert erscheinen theoretisch-konzeptionell vor allem folgende Punkte:

* Die Konzeption enthielt nicht nur ein schriftsprachliches, sondern auch ein orales Sprachaufbauprogramm. Analog zu vom Autor vertretenen Vorstellungen wird davon ausgegangen, daß die verbale Sprachentwicklung über die schriftliche Modalität für gehörlose Kinder schneller erfolgen kann und als Konsequenz die Lautsprachaneignung erleichtert.

* Linguistisch betrachtet beschränkt man sich nicht auf das logographemische Lesen von Einzelwörtern, sondern baut nach der initialen Rezeptionsphase das Schreiben auf und schreitet in konsequenten Entwicklungsschritten von der Einzelwortebene über Phrasen und einfache Sätze zu komplexen

[3] Bei der Untersuchungsgruppe handelte es sich um japanische Kinder. Das Schriftsprachprogramm implizierte sowohl das logographische Kanji wie vermutlich in einer späteren Phase das silbische Kana. Ein möglicher Einwand, daß diese Konstellation nicht auf Sprachen mit alphabetischen Schriftsystem übertragbar sei, ist nicht stichhaltig. Neuere Ergebnisse der Schriftspracherwerbsforschung (GÜNTHER 1986) weisen darauf hin, daß der initiale Zugang zur Schrift auch bei nichtbehinderten Kindern in alphabetischen Systemen auf Worteinheiten bezogen logographisch und nicht analysierend-synthetisierend über Phonem-Graphem-Zuordnungen verläuft. Dies gilt um so mehr für Kinder wie bspw. den gehörlosen, bei denen das lautsprachliche System noch gar nicht oder nur rudimentär ausgebildet ist.

syntaktischen Satzeinheiten vor. Es handelt sich also um ein wirkliches Sprachaufbauprogramm.

Für die verbalsprachliche Früherziehung von gehörlosen Kindern unmittelbar relevant erscheinen folgende Ergebnisse der Untersuchung von SUZUKI & NOTOYA (1984):

* Nach zwei- bis vierjähriger gezielter schriftsprachlicher Vermittlung erreichen alle sechs gehörlose Kinder im Alter von fünf Jahren mit einem durchschnittlichen Wortschatz von knapp 2000 Wörtern annähernd altersgemäße Werte hörender Vorschulkinder, der dann bei den beiden älteren Kindern im Alter von sechs Jahren mit über 3000 Wörter voll den Durchschnittsangaben von AUGST (1984) entspricht.

* Im lautsprachlichen Bereich weisen die vier jüngeren gehörlosen Kinder mit fünf Jahren ein orales Vokabular von 200 bis über 400 Wörtern auf, Werte, die für gut orale geförderte Kinder als überdurchschnittlich zu bezeichnen sind (vgl. z.B. VAN UDEN 1980, 91). Es kann dementsprechend nicht der Vorwurf erhoben werden, daß dem oralen Übungsprogramm im Gesamtkonzept lediglich Alibifunktion zukommt.

* Bei allen sechs gehörlosen Kindern bestätigt sich die Hypothese, daß die Aneignung der geschriebenen Sprache der gesprochenen trotz gleichzeitigem oder sogar früherem Übungsbeginn weit vorauseilt. Im individuellen Verlauf zeigen sich jedoch bemerkenswerte Unterschiede. Bei *E* (= Untersuchungsbezeichnung), dem Kind mit dem geringsten Hörverlust (99 dB), erreicht bereits drei Jahre nach Beginn der Sprachaufbauprogramme der orale Wortschatz das Niveau des schriftlichen und entwickelt sich im weiteren Verlauf parallel auf einen altersgemäßen Stand. Der frühe Sprachaufbau über die Schrift erweist sich jedoch auch bei diesem Kind als legitim und sinnvoll, weil es schon nach einem Jahr gezielter Unterweisung im Schriftsprachbereich einen annähernd normalen Wortschatzumfang erreicht und auf dieser Basis die noch rudimentäre, knapp 50 Wörter umfassende Lautsprache schnell nach sich zieht. Umgekehrt wäre Kind *F* mit sechs Jahren bei rein oraler Erziehung sprachlos geblieben, weil das über vier Jahre praktizierte orale Programm sich bei diesem

Kind als absolut erfolglos erwies. In der Schriftsprache erreichte es dagegen (bei dem mit 2½ Jahren (!) innerhalb der Untersuchung kürzesten und spätesten Übungszeitraum) wie Kind *E* im Alter von sechs Jahren ein altersgemäßes Wortschatzniveau.

* Die Ergebnisse der Untersuchung von SUZUKI & NOTOYA (1984) deuten schließlich auch auf eine Bestätigung der schon bei der Interpretation der Daten bei STEINBERG (1982) geäußerten Vermutung hin, *daß der günstigste Zeitpunkt für den Beginn schriftorientierter Sprachübungen bei gehörlosen Kindern bei etwa zwei bis drei Jahren liegt.* Die Kinder, bei denen das Schriftsprachprogramm bereits mit einem bis eineinhalb Jahren begonnen wurde, benötigen drei bis sieben Monate bis zum ersten registrierbaren Wortverständnis, während es bei den beiden älteren Kindern, bei denen das Programm mit zwei bis drei Jahren einsetzte, im Falle des ersteren nur zwei Monate dauerte und bei letzterem sofort erfolgreich war.

Die mit diesem Befund angeschnittene Frage des Zeitpunktes für den Beginn der schriftbezogenen Sprachentwicklungsarbeit ist von grundlegender Bedeutung für seinen Einsatz in der Früherziehung gehörloser Kinder. Erklären läßt sich die etwa einjährige Differenz gegenüber dem Beginn des Sprechens bei nichtbehinderten Kindern mit der unbestreitbaren Tatsache, daß der verbalsprachliche Zugang über die Schrift sich nicht aus ursprünglich natürlichen Kommunikationssituationen entwickeln läßt, sondern pädagogisch geplant und initiiert werden muß. Um gehörlose Kinder für die damit verbundene, wie auch immer spielerisch-kommunikativ eingekleidete Übungsatmosphäre zu motivieren, muß zunächst in alltäglichen Interaktionssituationen eine quasi *semiotische Dissonanz* zu der nicht oder nur unzureichend wahrnehmbaren lautsprachlichen Kommunikation der hörenden Umwelt erzeugt werden. Anders ausgedrückt, das gehörlose Kind muß intuitiv ein Gefühl entwickeln, daß es über die Schrift an den schwer erreichbar erscheinenden lautsprach-sprachlichen Akten teilhaben kann. Das meint natürlich nicht, daß schon frühest möglich implizite, auf Schriftliches verweisende Aktivitäten wie das Betrachten von Bilderbücher gerade auch mit gehörlosen Kindern initiiert werden sollen.

Bislang wurde primär von in der Literatur vorfindlichen, herausragenden Einzelfällen sowie Untersuchungen mit speziellen Bedingungen eingangen. Es läßt sich aber zeigen, daß die dort beobachteten Erfolge keineswegs auf außerordentliche Voraussetzungen bei den betreffenden Kindern bzw. besondere Bedingungen zurückzuführen sind. Bestätigung finden wir vielmehr ausgerechnet bei jener *Gruppe gehörloser Kinder, die extreme Probleme beim Erwerb der Sprechfertigkeiten aufweist.* Diese lautsprachlichen Erwerbsschwierigkeiten bezeichnet man mit VAN UDEN (1983) und SEUBERT (1989a) als *Dyspraxie* und versteht sie als den Lautspracherwerb zusätzlich gefährdende neurogene Teilleistungsstörung, deren Anteil an den Gehörlosenschulen nach Angaben der Autoren zwischen 25 und 35% (!) liegt.

SEUBERT (1989, 100 - Hinzufügung d.A.) charakterisiert die Schwierigkeiten dyspraktischer Kinder folgendermaßen: *Ihren Lehrern fallen diese Kinder vor allem dadurch auf, daß ihre Sprechdeutlichkeit ganz schwer zu verbessern ist. Ihre Spontansprache ist oft ... kaum zu verstehen. Auch das (*Laut-)*Lesen fällt ihnen schwer.* Ein Vergleich der *Leistungsprofile* (SEUBERT 1989a, 136) der Dyspraktiker mit ihren neurogen unauffälligen gehörlosen Schulkameraden belegt dies für die Sprachtestergebnisse mit aller Deutlichkeit: In allen artikulationsabhängigen Prüfungen - *Artikulation, Aktiver Wortschatz, Sprachanwendung, passiver Wortschatz mündlich* - zeigen die dyspraktischen Schüler extrem schwache Leistungen, beim *Ablesen* (dies im Gegensatz zu den Aussagen VAN UDENS), *passivem Wortschatz schriftlich* sowie beim Schrift und Gebärden berücksichtigenden *Sprachverständnis* relativ geringe Ausfälle. Dementsprechend fährt SEUBERT fährt fort: *Im Schriftlichen, sowohl beim Abschreiben wie in der Rechtschreibung und im schriftlichen Ausdruck, sind sie dagegen vergleichsweise gut.* Die schwache Tendenz bei den visuellen Sprachprüfungen tritt bei den Funktionsprüfungen in aller Deutlichkeit hervor. Mit Ausnahme der schriftsprachlich irrelevanten Operationalisierungsweisen, mit denen das visuelle *und* auditive Sukzessivgedächtnis geprüft wird und die bezüglich des visuellen bei VAN UDEN (1983, 75) und BROESTERHUIZEN (1989, 258) zudem keine Bestätigung finden, zeigen dyspraktische Schüler normale bis überdurchschnittliche Leistungen in allen visuell-visomotorischen Prüfungen (vgl. auch VAN UDEN 1983, 75). Besonders bemerkenswert sind die guten, auf semantische Fähigkeiten verweisenden visuell-kognitiven Leistungen (s.a. SEUBERT 1989, 101).

SEUBERT (1989, 102) faßt ihre Charakterisierung dyspraktischer gehörloser Kinder zusammen: *Der Ausfall der auditiven Kontrolle bei an Taubheit grenzend schwerhörigen (=* gehörlosen - d.A.) *Kindern kombiniert mit einer Dyspraxie erschwert das Sprechenlernen - die Automatisierung von Sprechbewegungsmustern -, nicht primär den Sprachauf i.S. von Semantik und Syntax. Das ist ihre besondere Tragik - auf die die Kinder vor allem in jungen Jahren ... - unbewußt oft sehr aggressiv reagieren - und hebt sie ab von anderen Störungsbildern.* Dezidierter noch als SEUBERT folgert BROESTERHUIZEN (1989) aus seinen Untersuchungsergebnissen, *daß eine Dyspraxie des Sprechens nicht die verbalsprachliche Fähigkeit als solche tangiert, sondern durch gut entwickelte visuell-simultane Fähigkeiten in der schriftsprachlichen Modalität kompensiert werden kann.*

Wenn sich - wie bei den dyspraktischen Kindern offensichtlich - Sprachentwicklungskapazitäten in anderen als der behinderten lautsprachlichen Modalität zeigen, dann nutzt man die darin liegenden Kompensationsmöglichkeiten nur unzureichend, wenn man sie, wie weithin üblich, lediglich als Hilfsmittel für die orale Erziehung einsetzt. Dies wird bestätigt durch den Tatbestand, daß man an den Gehörlosenschulen immer wieder Schüler findet mit sehr schwachen Sprech- und Absehleistungen und gleichzeitiger weit überdurchschnittlicher, selbständig erworbener Schriftsprachkompetenz, die aber aufgrund der oralen Probleme nur unzureichende pädagogische Akzeptanz und Würdigung erfährt (vgl. Fallbeispiele bei GÜNTHER 1990/91, 434f).

Obwohl der besonderen Förderung der schriftsprachlichen Entwicklung von der Gehörlosenpädagogik in der Regel keine Bedeutung zugemessen, Schrift lediglich als Hilfsmittel für die Hör- und Sprecherziehung - meist ohne textuelle Zusammenhänge und auf die Rezeption beschränkt - verstanden wird, weisen z.B. Angaben von PRILLWITZ & WUDTKE (1988, 90f) für institutionell betreute gehörlose Kinder zum Einschulungsalter einen logographemischen Lesewortschatz von 400 bis 700 Wörtern auf. Wenn, wie in der holländischen Gehörlosenschule St. MICHIELSGESTEL, wenigstens dem Wortlesen etwas mehr Bedeutung zugemessen wird, dann können gehörlose Vorschulkinder einen visuellen Wortschatz von bis zu 1000 Wörtern erreichen (VAN UDEN 1983, 58); im Schreiben (aus dem Gedächtnis) erreichen die gleichen Kinder jedoch nur ein Zehntel des Lesewortschatzes - ein deutlicher Hinweis auf die traditionelle Vernachlässigung der Potenzen des Schreibens für die Schriftsprachentwicklung.

Wenn gehörlose Kinder in einem solchen Umfang einen Lesewortschatz quasi als *Abfallprodukt* der Artikulationsübungen erwerben, dann liegen offensichtlich in diesem Bereich von der Gehörlosenpädagogik bislang kaum genutzte Chancen für den Aufbau der Verbalsprache. Während in verschiedenen gehörlosenpädagogischen Konzepten wenigstens das Lesen einen gewissen Stellenwert besitzt, werden Bedeutung und Möglichkeiten der aktiven Schriftproduktion so gut wie gar nicht gesehen. *Worum es uns zuvörderst geht, ist, bei den gehörlosen Kindern eine intrinsische Motivation für die Aneignung und Nutzung der Schriftsprache aufzubauen. Für Gehörlose ist nämlich* - so unser Resümee - *im Gegensatz zu Hörenden die Schriftsprache die eigentliche Basis ihrer verbalen Sprachfähigkeit.*

In diesem Kontext messen wir dem frühzeitigen Einsatz des *Computers als Werkzeug für den Verbalspracherwerb über die Schrift* eine besondere Bedeutung zu[4].

2. Skizze eines computerisierten sprachlich-visuellen Wort-Bedeutungslexikons

Der Computer ist nun einmal ein Schriftsprachmedium *sui generis*. Für eine funktionell-pädagogische Nutzung sind die vorhandenen Text-, Graphik- und Zeichenprogramme zwar noch vielfältig verbesserungs- und entwicklungsbedürftig, doch ermöglichen die vorhandenen Softwares durchaus schon einen

[4] Mit der hier vorgenommenen Konzentration der Einsatzmöglichkeiten des Computers als Schreibwerkzeug sollen weitere Möglichkeiten bzgl. Gehörloser etwa für das Artikulations- und Absehtraining keineswegs ignoriert werden (vgl. dazu BÜHS & DEUSE 1991). Ohne den Wert solcher Programme zu unterschätzen, sind sie jedoch wesentlich stärker nur ergänzende Hilfsmittel zu den allgemeinen sprechtherapeutischen Bemühungen, während die computerisierte Texterstellung die schriftsprachlichen Fähigkeiten der Kinder ganz wesentlich fördern und erweitern kann. In letztgenannter Funktion ist, wie der bekannte Informationstheoretiker, Philosoph und Kritiker WEIZENBAUM (1988) nachdrücklich betont, der Einsatz des Computers auch völlig unabhängig von informationstheoretischen und -technischen Fragestellungen zu sehen.

erfolgreichen Einsatz des Computers als Schreibwerkzeug. Die Hörgeschädigtenschulen in Braunschweig (HEUER; pers. Beob.), Berlin und Bremen (BÜHS & DEUSE 1991) berichten über positive Erfahrungen mit dem schriftbezogenen Computereinsatz, weil - HEUER (1985, 38) folgend - Kinder mit lautsprachlichen Schwierigkeiten auf diese Weise einen bedeutungsvollen, *lautsprachfreien Dialog mit dem Computer* führen können. Die allgemeinen Möglichkeiten des *Computers als Schreibwerkzeug* sind in engem Bezug zu den Arbeiten von Barbara KOCHAN und Norbert KÜHN von mir (GÜNTHER 1990a, 1988) in ihrer besonderen Relevanz für gehörlose Kinder beschrieben und mit Hard- und Softwarevorschlägen (s. auch GÜNTHER u.a. 1987) spezifiziert worden. Solche Entwicklungen sind für die praktische Umsetzung unzweifelhaft wichtig, um die gegenwärtig noch völlig unzureichende Nutzung der kompensatorischen Möglichkeiten des Computers zu überwinden. Dennoch soll hier darauf nicht weiter eingegangen werden.

Wenn man nämlich den Computer in alternativ-kompensatorischer Weise für Kinder mit schweren lautsprachlichen Entwicklungsstörungen einsetzen will, muß der diesen Kindern nicht oder unzureichend zugängliche, auf alltäglicher Kommunikation und Kognition aufbauende, ungeheuer umfangreiche *Normal*-Wortschatz der Lautsprache (vgl. AUGST 1989) in Such-, Kontroll-, Überprüfungs- und Differenzierungsfunktionen verfügbar und abrufbar sein. Eines von dem Wichtigsten, aber auch inhaltlich wie kostenmäßig Anspruchvollsten, was wir brauchen, ist ein *sprachlich-visuelles Wort-Bedeutungslexikon* als quasi *elektronischer Karteikasten* mit stichwortig genannten Anforderungen:

1. Orientiert an neueren Wortschatzuntersuchungen bei Kindern und Jugendlichen (AUGST 1984, 1989; PREGEL & RICKHEIT 1987) soll das Lexikon möglichst detailliert und umfassend sein und nicht fragwürdig begründete Einschränkungen auf einen Grundwortschatz vornehmen (GÜNTHER 1991), denn dafür wird kein computerisiertes Lexikon benötigt.

2. Das Lexikon muß auch für Kinder im Vorschulalter leicht handhabbar und verarbeitbar sein. Es müssen zudem symbolisierende Abbildformen

besonders für die Verben und wichtigen operativen Funktionswörter gefunden werden.

3. Da die gehörlosen Kinder eine wesentliche Adressatengruppe darstellen, muß eine Option für Erläuterungen in Gebärdensprache vorgesehen werden (GÜNTHER 1990).

4. Obwohl Kinder mit lautsprachlichen Entwicklungsstörungen die primäre Adressatengruppe für die Konzipierung eines solchen Lexikonprojektes darstellen, würde seine Realisierung generell verwendbar sein und nicht zuletzt aus Gründen der erheblichen Entwicklungskosten auch entsprechende Anwendung finden. Deshalb sollte auch die Möglichkeit einer Lautsprachausgabe Berücksichtigung finden.

5. Neben einem lexikalisch-semantischen Erläuterungsteil sollten Unter- oder Nebenprogramme zur Morphosyntax (Flexionen), Syntax (Satzbaupläne) und Morphembeziehungen mitentwickelt werden.

Für ein solches Projekt bieten die inzwischen immens gewachsenen Speichermöglichkeiten des Computers für die pädagogische Anwendung bislang noch viel zu wenig genutzte Möglichkeiten. Technologisch, allgemein-methodisch und -lexikalisch sowie strukturell orientieren wir uns an den im deutschsprachigen Raum führenden Arbeiten zur Entwicklung von Computer-Fachgebärden-Lexika des Zentrums für Deutsche Gebärdensprache in Hamburg (vgl. u.a. MEYENN & SCHULMEISTER 1991, 194ff).

Wir meinen, daß ein solches Projekt nur in einer systematischen Kooperation von Pädagogen, Psychologen, Linguisten und Computerfachleuten entwickelt werden kann und längerfristig angelegt sein muß. Bei der gegenwärtig im pädagogischen Anwendungsbereich noch weit verbreiteten Vorgehensweise, daß mehr oder weniger alle erforderlichen Vorarbeiten von einer Person in relativ beschränkter Zeit und geringen Mitteln geleistet werden, läßt sich das hier kurz vorgestellte Projekt eines elektronischen visuell-sprachlichen Wort-Bedeutungslexikons nicht seinen Intentionen entsprechend realisieren.

Literatur

AUGST, G. (1984). *Kinderwort. Der aktive Wortschatz (kurz vor der Einschulung) nach Sachgebieten geordnet mit einem alphabetischen Register*. Frankfurt am Main: Lang.

AUGST, G. (1989). *Schriftwortschatz. Untersuchungen und Wortlisten zum orthographischen Lexikon bei Schülern und Erwachsenen.* Frankfurt am Main: Lang.

BECKER, R., GRÜNWALD, F. & SCHMIDT, E. (1987). Möglichkeiten und Grenzen der Rehabilitation eines jungen Mädchens mit einer Total(-Global)-Aphasie. *Psychiat. Neurol. Med. Psychology 39*, 79-88.

BELL, G. G. (1899). Bericht über eine Sprachunterrichtsmethode, angewandt (als Vorschulunterricht) bei einem sehr jungen, von Geburt an tauben Knaben. In: Forchhammer, G. (Hrsg.), *Der imitative Sprachunterricht auf der Basis der Schrift*. Leipzig: Schneider, 111-131.

BERTHIER, G. (1840/1989). Die Taubstummen vor und seit Abbé de l'Epeé. *Das Zeichen 3*, H. 7, 14-22; H. 8, 9-12; H. 9, 10-13.

BONET, G. P. (1620/1895). *Vereinfachung der Buchstaben und die Kunst, Stumme sprechen zu lehren*. Selbstverlag: Stade (Übersetzung aus dem Spanischen).

BROESTERHUIZEN, G. (1989). Möglichkeiten einer frühen Diagnostik. In: *LV Baden-Württemberg im BDT*, 255-266.

BÜHS, G. & DEUSE, A. (1991). Tagungsberichte zum Modellversuch *Computereinsatz an Schule für Gehörgeschädigte und Sprachbehinderte (COSGES)*. Bremen: Wissenschaftliches Institut für Schulpraxis.

CONRAD, R. (1979). *The deaf school-child*. London: Harper & Row.

DALGARNO, G. (1680). *Didascolocophus or the deaf and dumb man's tutor*. London (diverse Nachdrucke).

GÜNTHER, K.-B. (1985²). *Schriftsprache bei hör- und sprachgeschädigten Kindern. Bedeutung und Funktion für Sprachaufbau und Entwicklung, dargestellt am Beispiel gehörloser Kinder*. Hörgeschädigtenpädagogik, Beiheft 9. Heidelberg: Groos.

GÜNTHER, K.-B. (1986). Ein Stufenmodell der Entwicklung kindlicher Lese- und Schreibstrategien. In: BRÜGELMANN, H. (Hrsg.), *ABC und Schriftsprache: Rätsel für Kinder, Lehrer und Forscher*. Jahrbuch Lesen und Schreiben, 1. Konstanz: Ekkehard Faude, 32-54.

GÜNTHER, K.-B. (1988). Computergestütztes Lernen für behinderte Kinder. *Zeitschrift für Heilpädagogik 39*, 478-493.

GÜNTHER, K.-B. (1990). Der Computer als Werkzeug für den Schriftspracherwerb. 10 Thesen. Erläuterungen und Zukunftsperspektiven. In: BIGLMAIER, F. (Hrsg.), *Kongreßbericht 6. Europäischer Lesekongreß 'Hat Lesen Zukunft'?* (Proceedings *Reading at the crossroads).* Berlin: Freie Universität, 357-365.

GÜNTHER, K.-B. (1990/91). Zweisprachigkeit von Anfang an durch Gebärden- und Schriftsprache. Neue Perspektiven in der Gehörlosenpädagogik. *Das Zeichen 4, Teil I*, 293-306; *Teil II*, 428-438; *Das Zeichen 5, Teil III*, 41-48.

GÜNTHER, K.-B. (1991). Probleme der Diagnostik lexikalisch-semantischer Störungen. In: GROHNFELDT, M. (Hrsg.), *Störungen der Semantik. Handbuch der Sprachtherapie 3.* Berlin: Edition Marhold, 167-195.

GÜNTHER, K.-B. (i.V. - 1992). *Vergleich der symbolisch visuellen Wahrnehmungs- und visomotorischen Produktionsfähigkeit von sprachentwicklungsgestörten, gehörlosen und nichtbehinderten Kindern (VIS). Eine empirische Grundlagenuntersuchung zu den wahrnehmungsmäßigen und feinmotorisch-koordinativen Voraussetzungen für den Schriftspracherwerb.* Arbeiten zur Sprachanalyse (asa). Frankfurt am Main: Lang.

GÜNTHER, K.-B., PRINZ, P. M. & NELSON, K. E. (1987). Möglichkeiten und Grenzen computergestützten Schriftspracherwerbs bei behinderten Kindern am Beispiel von Alpha-Microcomputer-Videodisk-System. *Hörgeschädigtenpädagogik 41*, 215-229.

GÜNTHER, K.-B. & SCHULTE, K. (1988). Berufssprachbezogene Kurzuntersuchung (BSK) - Konjunktionale Verbindungen und Prädikatskonstruktionen als Indikatoren für berufssprachlich geforderte Kompetenz. In: SCHULTE, K., SCHLENKER-SCHULTE, CH. & GÜNTHER, K.-B. (Hrsg.), *Fortentwicklung berufssprachlicher Fähigkeiten Hörgeschädigter.* Forschungsbericht Sozialforschung 168. Bonn: Bundesministerium für Arbeit und Sozialordnung, 245-329.

JOHNSON, D. J. & MYKLEBUST, H.R. (1980[3]). *Lernschwächen. Ihre Formen und ihre Behandlung.* Stuttgart: Hippokrates.

HEUER, B. (1985). Computer - auch an Schulen für Hörgeschädigte? Ein erster Erfahrungsbericht. In: *Hörgeschädigtenpädagogik 39*, 38-42.

KEGEL, G. & TRAMITZ, CH. (1991). *Olaf: Kind ohne Sprache. Die Geschichte einer erfolgreichen Therapie.* Opladen: Westdeutscher Verlag.

KOCHAN, B. (1992). Möglichkeiten und Grenzen computergestützten Unterrichts. In: JÄGER, L., & STOFFERS, J. (HRSG.), *Der Computer als Schiefertafel oder neue Wege auf dem Weg zur Schrift.* Aachen: Alano, 49-59.

LANE, H. (1988). *Mit der Seele hören. Die Lebensgeschichte des taubstummen Laurent Clerk und sein Kampf um die Anerkennung der Gebärdensprache.* München: dtv.

LANDESVERBAND (LV) BADEN-WÜRTTEMBERG IM BDT (Hrsg. - 1989). *"Nur" hörgeschädigt? Neue Wege zu einer individuell ganzheitlichen Förderung.* Hörgeschädigtenpädagogik, Beiheft 24. Heidelberg: Groos.

LASIUS, O. B. (1775). *Ausführliche Nachricht von der geschehenen Unterweisung der taub und stumm gebohrnen Fräulein von Meding.* Leipzig: Weygand.

LENNEBERG, E. H. (1972). Understanding language without ability to speak. In: *Journal of Abnormal and Social Psychology 65*, 419-425.

MCGINNIS, M. A. (1977[2]). *Aphasic children. Identification and education by the association method.* Washington, DC: A.G. Bell Association.

MEYENN, A. V. & SCHULMEISTER, R. (1991). Gebärdenlexika zu speziellen Fachgebieten. In: PRILLWITZ, S. & VOLLHABER, T. (Hrsg.), *Gebärdensprache in Forschung und Praxis*. Vorträge vom Internationalen Kongreß Hamburg, 23.-25. März 1990. Hamburg: Signum, 189-199.

NANNINGA-BOON, A. (1929). *Psychologische outwikkelingsmethoden van het doofstoome kind*. Groningen: Wolters.

NOLAN, CH. (1989). *Unter dem Auge der Uhr*. Köln: Kiepenheuer & Witsch.

POPPENDIEKER, R. (1992). *Freies Schreiben und Gebärden. Voraussetzungen und Bedingungen des Erwerbs von Schreibkompetenz durch gehörlose Kinder*. Hamburg: Signum.

PRILLWITZ, S. & WUDTKE, H. (1988). *Gebärden in der vorschulischen Erziehung gehörloser Kinder. Zehn Fallstudien zur kommunikativen Entwicklung gehörloser Kinder bis zum Einschulungsalter*. Hamburg: hörgeschädigte kinder (Signum).

RAPIN, I., MATTIS, ST., ROWAN, A. J. & GOLDEN, G. G. (1977). Verbal auditory agnosia in children. In: *Develop. Medical Child Neurology 19*, 197-207.

RAPIN, I. & WILSON, B. C. (1978). Children with developmental language disability: Neurological aspects and assesment. In: WYKE, M. A. (Hrsg.). *Developmental dysphasia*. New York, San Francisco: Academic Press, 13-41.

SCHERR, I. TH. (1825). *Genaue Anleitung, taubstummen Kinder ohne künstliche Mimik Fertigkeiten im Verstehen und Anwenden der Schriftsprache beizubringen*. Gmünd: Stahl (Xerox-Reprint 1976).

SEUBERT, E. (1989). Spezielle Ergebnisse bei an Taubheit grenzend schwerhörigen Kindern. In: LANDESVERBAND BADEN-WÜRTTEMBERG IM BDT (Hrsg.), 98-106.

SEUBERT, E. (1989a). Ergebnisse bei an Taubheit grenzend schwerhörigen Schülern und Schülerinnen. In: LV BADEN-WÜRTTEMBERG IM BDT (Hrsg.), 129-138.

SOLBRIGS, J. D. (1775). Bericht von der Unterweisung zweyer tauber und stummer Personen, denen er im Jahre 1727 den Verstand des ganzen Catechismi beigebracht. In: LASIUS, O.B., 147-174.

STEINBERG, D. D. (1982). Overcoming linguistic limitations of hearing impaired children through teaching written language. In: *Topics in Language Disorders 1*, 17-28.

STEINBERG, D. D. & CHEN, S. (1980). A three year old mute-hearing child learns to read: the illustration of fundamental principles. In: *Working Papers in Linguistics*. University of Hawaii at Manoa 12,2.

STERN, W. (1905). *HELEN KELLER. Die Entwicklung und Erziehung einer Taubblinden als psychologisches, pädagogisches und sprachtheoretisches Problem*. Berlin: Reuther & Reichard.

SUZUKI, S. & NOTOYA, M. (1984). Teaching written language to deaf infants and preschoolers. In: *Topics in Early Childhood Education 3*, 10-16.

UDEN, A. VAN (1980). *Das gehörlose Kind - Fragen seiner Entwicklung und Förderung*. Hörgeschädigtenpädagogik, Beiheft 5. Heidelberg: Groos.

UDEN, A. VAN (1983). *Diagnostic testing of deaf children. The syndrome of dyspraxia.* Lisse: Swets & Zeitlinger.

WERNER, F. B. (1932). *Geschichte des Taubstummenproblems bis ins 17. Jahrhundert.* Jena: Fischer.

WEIZENBAUM, J. (1988). *Kinder, Schule und Computer.* Soest: Landesinstitut für Schule und Weiterbildung.

WYGOTSKI, L. S. (1969). *Denken und Sprechen.* Frankfurt am Main: Fischer.

Personenregister

ADOLPHS 113, 127
ADRION 89
ALEGRÍA 97, 126
ALLPORT 124
ALTMANN 100, 125
ANDERSON 33
ARBINGER 30
ASCHERSLEBEN 98, 124
AUGST 176, 181, 183
BALHORN 24, 29, 89f
BALTRA 102, 124
BALZERT 125, 128
BAMBACH 25, 29, 89
BANGERT-DROWNS .. 12, 29, 31
BARRIÈRE 89
BARRON 96, 124
BAURMANN 83, 89
BECKER 26, 29, 183
BELL 174, 183
BEREITER 84
BERGK 127
BERTELSON 97, 124, 126
BERTHIER 173, 183
BIGLMAIER 183
BLUMENSTOCK 81, 89
BÖHMIG 131, 145
BÖSSER 95, 124
BOHNENKAMP ..... 11, 14, 16f, ... 22, 24, 28f, 93, 124f
BONET 173, 183
BORUTA 90
BOSLER 12, 29, 31
BOSSE 84, 89
BOUEKE 89
BOUMA 98, 111, 124
BROESTERHUIZEN 178f, 183
BRUCE ... 12, 26, 29, 32, 35, 55
BRÜGELMANN ..... 11, 14, 16f, ... 22, 24, 29, 89f, 91, 93, 95
BUCHWALD 131, 145
BÜHS 181, 183
BUDDE 125
BURKE 67, 90
CALKINS 89
CARDANO 173
CAMPE 84
CARY 97, 126
CAZDEN 32
CHEN 171, 185
COHEN .. 35, 55, 89, 95, 97, 124
COLTHEART 97, 124, 126
CONRAD 170, 183
CORRIOL 89
CROSSLEY 139, 145

DAIUTE 35, 55, 89
DALGARNO 173, 183
DEDE 93, 124
DEHN 75, 89
DEKKERS 12, 30
DENIZET 89, 95, 124
DEUSE 180f, 183
DIAPER 125
DICKEY 13, 26, 30
DONATI 12, 30
DOSMANN 102, 125
DRÄGER 89
DRAPER 125
DZIDA 125
EICKE 140, 145
ELLERMANN 95, 98ff,
. . . . 111, 124, 127
EMERSON 89
EULER 93, 124
EYFERTH 95, 125
FERM 93, 125
FISCHER 93, 95, 125f
FLOYD 98, 125
FREEDMAN 90
FREIBICHLER 93, 125
FRESE 95, 100, 125
FREY 12, 18, 29f
FUNNELL 97, 124
GOLDEN 185
GOODMAN 89
GOPNIK 126
GRABE 102, 125
GRAUMANN 30
GRAVES 83f, 89, 90
GREENFIELD 93, 125
GREGG 89
GROHNFELDT 184
GRÜNWALD 183
GSTALTER 98, 124
GÜNTHER 90, 127, 170,
. . . . 172ff, 181, 183f
HAFTER 89
HAGSTEDT 90
HAMEYER 20, 30
HANSEN 18, 30
HARSTE 67, 90
HART 35, 55
HAWKINS 15, 30
HAWKRIDGE 93, 125
HECKHAUSEN 24, 30
HEINRICH 89
HELLER 13, 32
HERRMANN 14f, 30
HERZ 90
HEUER 24, 30, 181, 184
HOFER 30
HOFFMANN 24, 30
HOFMANN 113, 127

HOLLAN 100, 125
HOPPE 125, 128
HOPSTER 89
HORN 146
HORSTIG 75, 90
HRON 12, 31, 93, 95, 126
HUNTER 90
HUTCHINS 100, 125
HUTSON 55
ILG 100, 125
JÄGER 15, 30, 145, 184
JAMISON 12, 30
JANKOWSKI 125
JOHNSON 172, 184
KAISER 98, 124
KAPUNE 12, 29
KEGEL 184
KELLER 126
KENNEDY 95, 125
KHERLOPIAN 13, 26, 30
KINDBORG 93, 125
KLING 125
KOBI 153
KOCH 22, 32, 140, 145
KOCHAN . . 90f, 95, 125, 127, 184
KOLLERBAUR 93, 125
KONTOS 12, 31
KORTE 125
KRETSCHMANN 29
KÜFFNER 96, 126
KÜHN 76, 82, 90
KUHLENKAMP 125
KULIK 12, 29, 31, 93, 126
KULICK 90
LABORATORY OF COMPARATIVE HUMAN COGNITION 17, 31
LANE 172, 184
LANGENBUCH . 13, 15, 17, 20, 31
LASIUS 184
LAUBSCH 125
LAUTERBACH 12, 22, 30f
LAWLER 93, 95, 97, 126
LEGEIN 98, 111, 124
LEHMANN 12, 31
LENNEBERG 171, 184
LENZ 125
LESGOLD 95, 126
LEVIN 90
LEWIS 95, 125
LISSMANN 30
LÖTHE 125
LUDWIG 83, 89
MACKAY 125
MANDL 12, 31, 93, 95, 126
MANN 97, 126
MARCHE 26, 32
MARSHALL 96f, 126
MARTIN 13, 32

MASSARO 96, 126
MATHER 102, 126
MATHIASSEN 125
MATTIS 185
MCCONKIE 98, 126
MCDONALD 139, 145
MCGINNIS 184
MEIERS 127
MEYENN 182, 185
MICHAELS 12, 32
MITZLAFF . . . 13ff, 17, 22, 24, 33
MONSELL 97, 126
MOONEN 127
MORAIS 97, 126
MORROW 91
MÜSSELER 113, 127
MYKLEBUST 172, 184
NAEGELE 90
NANNINGA-BOON 174, 185
NAUSSED 140, 145
NAYMARK 89
NEAL 95, 127
NELSON 184
NIEMER 90
NOLAN 171, 185
NORMAN 100, 125
NOTOYA 175ff
OEHRLE 97, 127
OKEY 12, 33
OLSON 98, 111, 127
OPPERMANN 125, 128
PAPERT . . . 95, 97, 127, 138, 145
PARRY 12, 32
PAUKENS 146
PESCHKE 125, 128
PIAGET 145
PILZ 132, 145
PLAISANT 89
PLOMP 127
POPPENDIEKER 185
POTTER 35, 55
PREGEL 181
PRILLWITZ 179, 185
PRINZ 124, 126, 184
PROBST 90
RAPIN 171, 189
REICHEN 91
REITSMA 95, 98f, 111, 127
REQUIN 127
RICKHEIT 181
RIEL 90
ROBLYER 12, 32
ROHR 125, 128
ROLFF 13, 15, 17, 20, 31
ROWAN 185
ROWE 90
RUBIN . . . 12, 26, 29, 32, 35, 55
SCHEERER 96, 124, 127

SCHEERER-NEUMANN 29, 95, 127
SCHEIMANN 28, 32
SCHERR 173, 185
SCHMIDT 125, 127f, 183
SCHMITZ 125
SCHNECK 24
SCHNEIDER 91, 95, 127
SCHÖNPFLUG 125
SCHREIBER 30
SCHUBENZ 22, 32, 131f, 140, 145
SCHULMEISTER 182, 185
SCHULTE 125, 170, 184
SCHULTE-GÖCKING . . . 100, 125
SEUBERT 178f, 185
SIEMENS 132, 146
SIMONS 95
SMITH 66, 91
SOLBRIGS 173, 185
SPAAI 95, 98f, 111, 127
SPADA 126
SPITTA 75, 83f, 91
STAMBAK 89
STEINBERG 89, 171, 174, 177, 185
STELMACH 127
STERN 174, 185
STÖRMER 162, 167
STOFFERS 145, 184
STREITZ 108, 125, 128
STRICKLAND 91
STRUBE 99, 124
SUPPES 30
SUZUKI 175ff, 185
TAGG 31, 33
THOMÉ 27, 32, 93, 127
TINSLEY 31, 33
TOPSCH 108
TRAMITZ 184
TRUIN 97f
TREIMAN 98, 111, 127
TRUSHELL 55
TURKLE 17, 33
TWARDY 125
UDEN, VAN 176, 178f, 185
ULICH 125
VALTIN 90f
VASCONCELLOS 90
VLOET 95, 124
VOLLHABER 185
WAGNER-LUEKEN 89
WALDOW 30f
WALTER . 20, 27f, 30, 33, 95, 127
WATT 95, 127
WEBER 89
WEIZENBAUM 91, 180, 186
WELLS 30
WERKHOFER 125
WERNER 172, 186
WIEDERHOLD 13ff, 17, 22, 24, 33

WILKINSON 90
WILLETT 12, 33
WILLIAMS 31
WILSON 171
WINNICOTT 135, 138, 145
WISE 12, 33, 98, 111, 127
WITTSTOCK 125
WOODWARD 67, 90
WUDTKE 179, 185
WÜNNENBERG 91
WULF 128
WYGOTSKI 170, 185
WYKE 185
YAMASHITA 33
YAZDANI 93, 126f
ZANG-SCHEUCHER 99, 124
ZERNDT 73, 91
ZIEGLER 100, 125
ZINNER 28, 32
ZÜLLIGHOVEN 125
ZWERINA 104

Anschriften der Autoren

Heike Adolphs
Max-Planck-Institut für
psychologische Forschung
Leopoldstraße 24
80802 München

Albrecht Bohnenkamp
Lernwerkstatt 'Büffelstübchen'
SG Primarstufe FB 12
Universität Bremen
Postfach 33 04 40,
28359 Bremen

Werner Hofmann
Max-Planck-Institut für
psychologische Forschung
Leopoldstraße 24
80802 München

Franz Huber
Staatinstitut für Schulpäda-
gogik und Bildungsforschung
Abt. Allgemeine Wissenschaft
Arabellastr. 1
81925 München

Prof. Dr. Klaus-B. Günther
Institut für Behinderten-
pädagogik
Universität Hamburg
Sedanstr. 19
20146 Hamburg

Günter Koch
Psychologisches Institut
Legastheniezentrum
Freie Universität Berlin
Habelschwerdter Allee 45
14195 Berlin

Prof. Dr. Barbara Kochan
Institut für Fachdidaktik
Deutsch und Fremdsprachen
Technische Universität Berlin
Franklinstr. 28/29
10587 Berlin

Norbert Kühn
Institut für Fachdidaktik
Deutsch und Fremdsprachen
Technische Universität Berlin
Franklinstr. 28/29
10587 Berlin

Dr. Jochen Müsseler
Max-Planck-Institut für
psychologische Forschung
Leopoldstraße 24
80802 München

Dr. Thomas Störmer
Lerchenweg 1
87488 Betzigau

Prof. Dr. Wolfgang Prinz
Max-Planck-Institut für
psychologische Forschung
Leopoldstraße 24
80802 München

PD Dr. Thomas Stoffer
Max-Planck-Institut für
psychologische Forschung
Leopoldstraße 24
80802 München

Prof. Dr. Siegfried Schubenz
Psychologisches Institut
Legastheniezentrum
Freie Universität Berlin
Habelschwerdter Allee 45
14195 Berlin

Aus dem Programm Linguistik

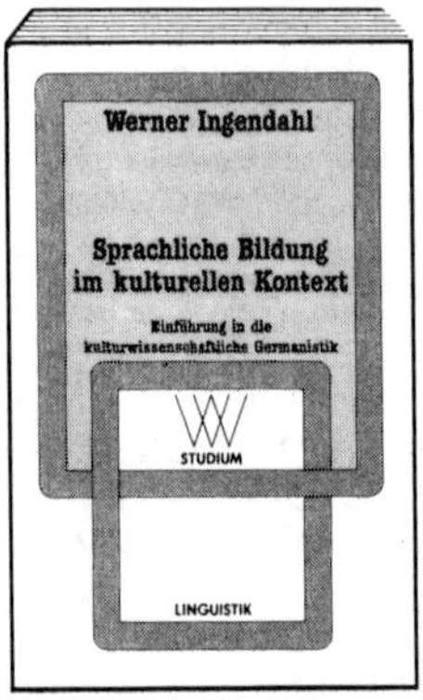

Werner Ingendahl

Sprachliche Bildung im kulturellen Kontext

Einführung in die kulturwissenschaftliche Germanistik.

1991. 306 S. (WV studium, Bd. 166) Pb.
ISBN 3-531-22166-3

In jeder kommunikativen Äußerung kommt nicht nur der gemeinte Sachverhalt in bestimmter Sichtweise zum Ausdruck, sondern auch das Beziehungsverhältnis der Beteiligten; zugleich stellt sich der Sprecher selbst dar. In einer sprachlichen Umwelt wächst jedes Kind heran. Es erlernt also nicht nur eine Sprache, sondern über die Sprache erfährt es auch Kulturen, gesellschaftliche Normen und Persönlichkeiten; es lernt seine Welt kennen. Sprachliche Bildungsprozesse müßten also – statt formalistisch Sprache und Texte zu beschreiben – Sprache in ihren kulturellen Kontexten handelnd erfahren und reflektieren lassen. Auf der systematischen Grundlage der Habermas'schen Verständigungstheorie wird dazu eine Didaktik zur Ausbildung einer kommunikativen Kompetenz entwickelt.

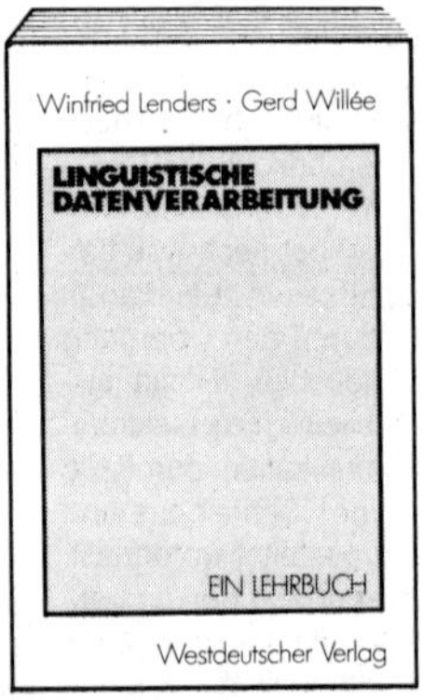

Winfried Lenders
und Gerd Willée

Linguistische Datenverarbeitung

Ein Lehrbuch

1986. 201 S. Kart.
ISBN 3-531-11745-9

Dieses Buch wendet sich an Lehrende und Lernende, die zur Erforschung von Sprache und im Umgang mit Sprache die Hilfsmittel der Datenverarbeitung einsetzen wollen. Ihnen sollen die grundlegenden Verfahren der Verarbeitung von Texten thematisch und praktisch vermittelt werden, jedoch so, daß die gemeinsame Grundlage dieser Verfahren sichtbar bleibt. Als Lehrbuch erhebt es nicht den Anspruch, in sämtliche Gebiete der LDV einzuführen. Es orientiert sich vielmehr am Bedarf desjenigen Interessenten, der sich zum ersten Mal mit den Möglichkeiten der Datenverarbeitung befaßt und dem algorithmische Denkweisen ungewohnt sind.

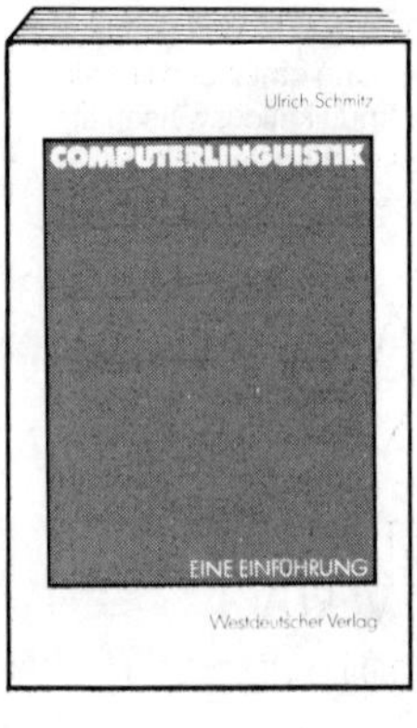

Ulrich Schmitz

Computerlinguistik

Eine Einführung

1992. 238 S. Kart.
ISBN 3-531-12350-5

Computerlinguisten untersuchen Aufbau, Bedeutung und Verwendung menschlicher Sprache, um Computer zu intelligenten Werkzeugen menschlicher Kommunikation zu machen. Das klassische geisteswissenschaftliche Erkenntnisinteresse und der technische Anwendungszweck geraten dabei in eine produktive Auseinandersetzung. Deren Themen und Positionen bilden den Leitfaden in dieser Einführung in die Computerlinguistik. Sie stellt theoretische Grundlagen, interdisziplinäre Einordnung, Grundbegriffe, Denkweisen, Arbeitsbereiche und Anwendungsgebiete dieser jüngsten sprachwissenschaftlichen Disziplin vor, diskutiert ihren wissenschaftlichen und praktischen Wert und gibt zahlreiche Hinweise zur Weiterarbeit.

WESTDEUTSCHER VERLAG
OPLADEN · WIESBADEN